DAS UNTERBEWUSSTSEIN

EINE KRITIK

ÖFFENTLICHE ANTRITTSVORLESUNG
GEHALTEN AM 20. JULI 1921 IN DER AULA
DER UNIVERSITÄT LEIPZIG

VON

OSWALD BUMKE

Springer-Verlag Berlin Heidelberg GmbH

1922

Ursprünglich erschienen bei Julius Springer in Berlin 1922

ISBN 978-3-662-40764-6 ISBN 978-3-662-41248-0 (eBook)
DOI 10.1007/978-3-662-41248-0

I.

Wo immer Menschen über das Wesen der seelischen Erscheinungen nachgedacht, das Wunder des Bewußtseins zu deuten und den Zusammenhang der psychischen Vorgänge zu erklären versucht haben, da taucht das Problem des Unbewußten auf. Aber diese Hypothese tritt uns in so vielen Abtönungen entgegen, sie ist aus so mannigfachen Absichten heraus und zu so verschiedenen Zwecken aufgestellt worden, daß jeder, der zu ihr Stellung nehmen will, zunächst festlegen muß, wovon die Rede sein soll, und vor allem, wovon er nicht zu sprechen beabsichtigt. Es wird wenige Gebiete des Wissens geben, in denen so viel Unklarheit herrscht wie in diesem, und wenn wir nach der Ursache fragen, so hat besonders die hier kaum je vermiedene Vermischung metaphysischer und psychologischer Gesichtspunkte immer neue Verwirrung angerichtet.

Ich selbst scheide zunächst — um innerhalb meiner Grenzen zu bleiben — alle metaphysischen Fragen aus. Leibnizens Monaden, deren jede in zum Teil unbewußten Vorstellungen die ganze Welt darstellen, Schopenhauers Wille, der, an sich gleichfalls unbewußt, im Bewußtsein der höheren organischen Wesen nur eine Form finden sollte, in die Erscheinung zu treten, das Unbewußte Hartmanns — kurz alle Auffassungen, in denen das Unbewußte als das Absolute auftritt, als das, was hinter den Erscheinungen gesucht werden muß, sollen hier außer Betracht bleiben. Nur darauf möchte ich hinweisen, daß dieses dritte Reich des Unbewußten, das neben und hinter der physischen und psychischen Welt angenommen wird und das doch seiner Natur nach unerfahrbar sein müßte, während der weiteren Behandlung fast stets unmerklich *Eigenschaften des Seelischen* entlehnt hat. Gerade darum laufen metaphysische Auffassungen dieser Art schließlich immer Gefahr, in psychologische überzugehen. Ganz ähnlich wie der materialistische Monismus alles Seelische so lange ummodelt, bis es schließlich — in *Vogts* geschmackloser Wendung — als bloße Absonderung des Physischen erscheint, hat hier ein *Monismus des Unbewußten*, der an sich unbedenklich wäre, immer wieder zu einer Allbeseelung nicht nur, sondern, wenn nicht zur Leugnung, so doch zu einer Vergewaltigung des Physischen geführt.

Daß bewußte Vorgänge ständig ins Unbewußte versinken, um später wieder aufzutauchen, daß alle menschlichen Triebe, Wünsche und Entschlüsse, daß alle geistigen Leistungen — nicht bloß die höchsten — in letzter Linie aus dem Unbewußten geboren werden, das ist nicht zweifelhaft. Die *naturwissenschaftliche Betrachtung* glaubt diese Diskontinuität des Bewußtseins durch den Hinweis auf kontinuierliche materielle Vorgänge und Zustände im Gehirn erklären und die Lücken der seelischen Reihe so durch physische Glieder ausfüllen zu können. *Sie* bedarf somit der Annahme eines unbewußten *psychischen* Geschehens eigentlich nicht mehr; für sie besteht kein Anlaß, den physischen Gliedern der Verlaufskette auch noch (unbewußt-) *seelische* Eigenschaften zuzuschreiben. Aber auch wer einen solchen Hinweis auf das körperliche Geschehen im Gehirn für unbefriedigend und zur Erklärung der psychischen Zusammenhänge die Annahme einer eigentlichen Seelensubstanz, einer in ihrem bewußten wie in ihrem unbewußten Wirken von materiellen Zuständen und Zustandsänderungen unabhängigen Seele für geboten hält, auch der wird dieses sein Unbewußtes wohl unbewußtpsychisch nennen, aber ihm Eigenschaften des bewußten Seelenlebens darum noch lange nicht ohne Beweis zusprechen dürfen.

So ist das Unbewußte, man mag es für physisch gebunden halten oder nicht, in beiden Fällen zunächst nur das Ungewußte; welche Eigenschaften ihm zukommen, das ist eine weitere Frage, von der sogar das zweifelhaft erscheinen kann, ob sie sich überhaupt beantworten läßt. Sicher werden wir — das liegt im eigentlichen Wesen des Unbewußten — unmittelbar von diesen Eigenschaften niemals etwas erleben; möglich bliebe nur, daß die nach außen — also im Bewußtsein — sichtbaren Wirkungen dieses unbewußten Geschehens auf Eigenschaften zurückschließen ließen, die den bewußtseelischen gleich oder wenigstens verwandt wären.

Ich will also meine Frage heute so stellen:

„Gibt es Tatsachen der psychologischen Erfahrung, die uns zwingen, nicht das Unbewußte an sich, sondern ein Unbewußtes von psychischer Qualität, ein unbewußtes seelisches Geschehen anzunehmen?“

Man kann die Frage nicht einfach aus logischen Gründen verneinen, sie nicht mit dem Hinweis abtun, daß die Begriffe bewußt und psychisch sich deckten, und daß ein unbewußtes seelisches Geschehen somit einen Widerspruch in sich, ein „hölzernes Eisen“ bedeute. An sich — das ist z. B. Kronfeld zuzugeben — ist eine Definition des Psychischen möglich, die nicht bloß bewußte Vorgänge umfaßt. Für zweckmäßig vermag ich freilich eine solche Begriffsbestimmung schon deshalb nicht zu halten, weil sie — nach der bisherigen Entwicklung der Dinge — immer wiederkehrende Verwechslungen von psychisch und bewußt unvermeidlich nach sich ziehen müßte. Schlimmer aber ist, daß sie den Beweis, der erst geführt werden soll, vorausnehmen und, durch die Zusammenfassung bewußter und unbewußter Geschehnisse in einen Begriff des Psychischen, auch dem Unbewußten Eigenschaften des bewußten Seelenlebens ohne weiteres zuschreiben würde. Insofern gehört die Definition des Psychischen m. E. nicht an den Anfang, sondern an das Ende dieser Untersuchung, deren Ergebnis sie abwarten muß.

Noch weniger zulässig ist die materialistische Wendung, die, wieder in der Absicht, eine Kontinuität des Seelischen herzustellen, die Begriffe „psychisch" und „cerebral" gleichzusetzen versucht. Dadurch wird das Problem vollends verschüttet.

Ich will mich bei der Kritik dieser Anschauung nicht bei der gerade in der philosophischen Literatur[1]) überraschend häufig übersehenen Tatsache aufhalten, daß viele cerebrale Prozesse — manche Autoren sprechen bei der Erörterung des psychophysischen Parallelismus sogar nicht

---

[1]) So schreibt z. B. Windelband: „Denn wenn jedem Bewegungszustand des Leibes oder auch nur des Nervensystems ein Erlebnis der Seele entsprechen soll, so versteht es sich von selbst, daß der weitaus größte Teil dieser Erlebnisse unbewußten Charakters sein muß . . . Der psychophysische Parallelismus ist mit einer Lehre von einer Seele, die nur bewußte und keine unbewußten Zustände hätte, niemals vereinbar."

Diese Folgerung ist falsch, weil ihre Voraussetzung falsch ist. Sie gilt — vgl. die folgenden Ausführungen des Textes —, wenn wir den bloß vom Gehirn, sondern gleich vom ganzen Nervensystem! — mit dem Bewußtsein und der Psyche, wie man sie auch definieren mag, unzweifelhaft gar nichts, auch indirekt nichts, zu tun haben, und daß sich diese Vorgänge doch von anderen, die als physische Träger eines unbewußten seelischen Geschehens angesehen werden, schlechthin nicht trennen lassen, sondern ich will nur den von medizinischer Seite neuerdings wieder mehrfach angeführten Grund widerlegen: daß, wenn man den von Bewußtsein nicht begleiteten Gliedern des (sc. für die Psyche irgendwie wichtigen) Gehirngeschehens seelische Eigenschaften nicht zuspräche, die Kausalität des Psychischen[1]) alle Augenblicke abreißen müsse. In Wahrheit würde uns natürlich die Einführung eines unbewußten seelischen Geschehens, das diesen cerebralen Vorgängen entspräche oder ihnen parallel liefe, in dieser Hinsicht allein noch nichts nützen; die psychische Kausalkette risse ja doch ab, sobald die materiellen Vorgänge das

---

Parallelismus als allgemeines metaphysisches Prinzip anerkennen und damit alles beseelen — nur hat diese metaphysische Seele, die wir dann der ganzen organischen und anorganischen Welt zusprechen, mit dem natürlich nichts zu tun, was wir sonst Seele nennen. Gelangen wir aber zum Panpsychismus nicht, dann liegt auch kein Grund vor, „jedem Bewegungszustand des Nervensystems" ein Erlebnis der Seele entsprechen zu lassen und damit über die Erfahrung hinauszugehen. Die Erfahrung lehrt nämlich nur, daß allem (bewußt-) Psychischen gewisse physische Vorgänge in gewissen Teilen des Nervensystems entsprechen Den Satz umzukehren, wie es Windelband tut, und zugleich so auszudehnen, daß er alle Teile und Zustände des Nervensystems oder gar des Leibes mit einbezieht, haben wir gar keinen Anlaß. Damit entfällt dann aber auch jeder Grund, unbewußte Zustände der Seele nur deshalb anzunehmen, weil es Zustände des Nervensystems gibt, die von bewußten Vorgängen nicht begleitet werden.

[1]) Sehr richtig bemerkt R. Hoenigswald: „Was man ‚psychische Kausalität' zu nennen pflegt, ist in den meisten Fällen entweder nicht psychisch oder nicht Kausalität".

Gehirn durchlaufen hätten; wir würden also auch der Uhr — um ein Beispiel Bleulers zu gebrauchen —, die wir aufziehen und die dann tickt, dem Federhalter, mit dem wir schreiben, und dem Stein, dem wir ausweichen, eine Psyche zuschreiben müssen. Mit andern Worten: wer die seelische Kausalkette „vollständig" haben will, muß sich — das ist von Gegnern und Anhängern des psychophysischen Parallelismus[1]) oft bewiesen worden

[1]) So gern ich allen rein metaphysischen Fragen ausweichen möchte, erscheint es mir doch geboten, mich zu diesem Problem des psychophysischen Parallelismus, das mit dem von mir behandelten auf das allerinnigste zusammenhängt, das zudem in der zwischen Bleuler und mir geführten Diskussion schon angeschnitten worden ist, und das im folgenden noch mehrfach berührt werden wird, hier kurz zu äußern.

Daß wir mit einer nicht unterbrochenen physischen Kausalkette rechnen müssen, die die Handlungen des Menschen und die zerebralen Vorgänge, die diesen Handlungen vorausgehen bzw. sie begleiten, miteinschließt, ist eine Voraussetzung, die kein Naturforscher fallen lassen kann. Auf der anderen Seite ist der Gedanke des Materialismus, das Psychische, das Bewußtsein sei lediglich Epiphänomen, und alle geistigen Leistungen des Menschen würden durch die Gehirntätigkeit so vollkommen erklärt, daß sie ohne Bewußtsein genau so zustande kommen müßten, — ein Gedanke, der ja von du Bois Reymond bekanntlich ganz folgerichtig durchgeführt worden ist — nicht bloß grauenvoll, wie glaube ich Moebius ihn einmal genannt hat, sondern auch lächerlich. Wirkungen des menschlichen Geistes, wie sie z. B. in Goethes Faust vorliegen, auf eine Weise zu erklären, die diesen Geist bei ihrer Entstehung als entbehrlich erscheinen läßt, das Bewußtsein also zu einem bloßen lusus naturae, zu einer Luxusleistung der doch sonst so ökonomischen Natur herabwürdigt, das ist einfach absurd.

Hier sagt nun der Monismus bzw. der Parallelismus: psychisch und physisch sind eben dasselbe, sind nur verschiedene Erscheinungen desselben Geschehens. Aber gerade das ist es, was unser Verstand niemals begreifen wird. Ich wenigstens könnte die Dreieinigkeit, das Einssein dreier geistiger Wesen, leichter begreifen als das Einssein einer physischen, mechanischen, rein quantitativ und einer qualitativ geordneten, seelischen Welt.

Da nun aber doch feststeht, daß das Bewußtsein vom Gehirn irgendwie abhängt, so bleibt zu fragen, ob diese Abhängigkeit nicht wechsel-

— notwendig zum Panpsychismus, zur Allbeseelung bekennen. Entschließt man sich jedoch zu dieser Annahme — die, solange sie rein metaphysisch und ohne psychologisierende Note auftritt, übrigens niemanden zu

---

seitig sein kann. Unzweifelhaft übernimmt doch, sobald das materielle Geschehen gewisse Teile des Gehirns berührt, das Bewußtsein die Führung.

Ich weiß, daß gegen diese Möglichkeit sowohl das Energie- wie das Kausalgesetz angeführt zu werden pflegen. Ob das Gesetz von der Erhaltung der Energie als der einzige rechtmäßige Maßstab für Erwägungen dieser Art betrachtet werden darf, erscheint mir zum mindesten zweifelhaft; denn diese Erwägungen beziehen sich auf die Qualität und nicht auf die Größenwerte von Veränderungen, die im Gehirn der Inhalt seelischer Korrelate soll bedingen können. Eine gewisse physische Gebundenheit der geistigen Vorgänge — eine Abhängigkeit, die wir auf Schritt und Tritt viel mehr spüren, als uns lieb ist, — bliebe ja unter allen Voraussetzungen gewahrt. Auf das Verhältnis dieser Erwägungen zu dem allgemeinen Gedanken der Kausalität aber vermag ich hier natürlich nicht einzugehen. Ob wir uns mit Rickert zur Annahme einer psychophysischen Kausalität oder mit Driesch zu einer neuen Auffassung des psychophysischen Parallelismus, zu der Parallelität Seele-Psychoid, einer Parallelität gewissermaßen einer höheren Stufe des Seelischen sowohl wie des Physischen, bekehren und ob wir in diesem Fall mit Driesch die Annahme eines nur mechanischen Naturgeschehens fallen lassen müssen, darüber soll, hier wenigstens, nichts ausgemacht werden. Ich gestehe, daß mich einstweilen keine von diesen Auffassungen vollkommen befriedigt, aber jede erscheint mir besser als ein Parallelismus, der sich bei dem Kugelschalenvergleich beruhigt. Ich bin auch überzeugt, daß die meisten Ärzte ihn aufgeben würden, wenn sie nicht fürchteten, daß sie damit auch die tatsächlichen Beziehungen zwischen Gehirngeschehen und psychischen Vorgängen verleugnen sollten.

Diese Befürchtung ist jedoch unbegründet. Sie ist nur dadurch entstanden, daß der psychophysische Parallelismus über die Tatsachen, die einer Erklärung bedürfen, hinausgegangen ist. Daß das Gehirn oder richtiger gesagt gewisse Teile des Gehirns zum Denken notwendig sind, das ist Tatsache; daß dieses Denken nach logischen Gesetzen erfolgt, ebenso; ist nun die Annahme eines Hirngeschehens, das seiner Natur nach immer nur einem logischen Denken zu entsprechen vermag, wirklich nicht haltbar? Waren es nicht vielmehr bloß die besonderen, mechanistischen Erklärungsversuche der Assoziationspsychologie, die uns die Annahme als absurd erscheinen ließen? Und hat nicht der Versuch erschrecken braucht —, so wird uns gerade der unendliche Bereich ihrer Gültigkeit daran verhindern, diesem überall vorhandenen „psychischen" Geschehen die besonderen Merkmale beizulegen, die uns aus dem bewußten Seelenleben geläufig sind. Wieder also bliebe das Wort „unbewußt-psychisch" zunächst nichts als ein Name für etwas Ungekanntes, für ein sachlich ungelöstes Problem.

Bei dieser Sachlage erscheint mir selbst der Satz Windelbands:

„*Was ein unbewußtes Gefühl, was ein unbewußter Trieb, was eine unbewußte Vorstellung ihrem eigensten Wesen nach sind,*

---

der parallelistischen Theorien, das, was für gewisse Gehirnteile des denkenden Menschen gilt, auf alles Physische auszudehnen, die sonstigen, soeben erörterten Schwierigkeiten erst künstlich geschaffen?

Zusatz vor der Drucklegung.

Neuerdings hat R. Hoeningswald in einer überaus scharfsinnigen Studie in ähnlicher — freilich viel tiefer schürfender — Weise die Möglichkeit zur Erörterung gestellt; ob nicht der ganze Streit um den psychophysischen Parallelismus auf einer falschen Fragestellung beruhe. „Die Annahme solcher Schwierigkeiten gründet sich auf eine unzulängliche Voraussetzung: auf den Gedanken nämlich, daß Psychisches und Physisches auf unerforschliche Weise getrennt gegebene und auf geheimnisvolle Art doch wieder aufeinander abgestimmte Realpotenzen darstellen." Auch Hoeningswald knüpft an die oben aufgeworfene Frage an, die übrigens Otto Lipmann im Anschluß an Gedankengänge Sigwarts besonders klar formuliert hat: „Ist jener nach physischen Naturgesetzen entstandene und nach solchen notwendig wirkende Hirnmechanismus gleichzeitig so wunderbar konstruiert, als ob er nicht nach Naturgesetzen, sondern nach logischen Gesetzen wirkte?" und antwortet darauf: „Von ‚meinem' Gehirn allein kann die Rede sein. Vom Psychischen mit Bezug auf ‚das' Gehirn sprechen heißt das Psychische vom Physischen grundsätzlich trennen. Das Gehirn bedarf, wenn ihm zugemutet werden soll, zu ‚denken', der sekundären metaphysischen Verknüpfung mit der Welt der Normen. ‚Mein' Gehirn als Bedingung der Gegenständlichkeit des Denkens hat zu diesen Normen eine primäre und ursprüngliche Beziehung ... Das Recht, von ‚meinem' Gehirn zu sprechen, ist das Recht, ‚dem' Gehirn das Denken überhaupt und damit das Denken von Normen zuzumuten."

kann niemand aussagen. Wir können immer nur andeuten, daß wir damit etwas meinen, was, wenn es ins Bewußtsein träte, eine Vorstellung, ein Trieb, ein Gefühl sein würde, was aber dies doch eben wirklich nicht ist."

noch nicht vorsichtig genug gefaßt zu sein; ganz scharf tritt uns dagegen das Problem entgegen, wenn wir dem Satz Schumanns:

„*Wenn wir uns nicht vor Augen halten, daß es im Unbewußten ganz gewiß keine Empfindungen und Gefühle als solche, sondern nur Prozesse gibt, die unter gewissen Bedingungen Empfindungen und Gefühle hervorrufen, dann laufen wir Gefahr, ins Unbewußte mit herüberzunehmen auch die Begriffe, die wir uns durch Vergleichung, Beziehung usw. der Bewußtseinsinhalte gebildet haben: wir laufen Gefahr, die logischen Denkformen als Ursachen ins Unbewußte zu verlegen, kurz gesagt, das Unbewußte zu rationalisieren.*"

die Antwort Bleulers gegenüberstellen:

„*Gerade alles das, was Schumann so fürchtet, muß man tun, wenn man die psychische Kausalkette vollständig haben will.*"

Das ist unsere Frage. Nicht um das Unbewußte an sich handelt es sich, sondern um ein Unterbewußtsein, das mit dem logischen und dem Gefühlsapparat des Oberbewußtseins arbeitet, von dem wir selbst aber nur die Wirkungen spüren. Unter dem Gesichtswinkel dieser Fragestellung wollen wir jetzt die Tatsachen prüfen, die sich für die Einführung eines solchen unbewußten psychischen Geschehens anführen lassen und die dafür tatsächlich angeführt worden sind.

Mit dem Gedächtnis wollen wir beginnen. Es ist kein Zweifel: die Mehrzahl der Kenntnisse, die wir besitzen, und der Erfahrungen, die wir gemacht haben, ist uns in der Regel nicht bewußt; es besteht für sie nur die Möglichkeit, jederzeit bewußt zu werden. Sicher ist ferner, daß diese Möglichkeit der Reproduktion früher erlebter Bewußtseinsinhalte an die Unversehrtheit des Gehirns bei der Aufnahme, bei der Wiedergabe und in der Zwischenzeit gebunden ist. Wenn Verletzungen des Schädels imstande sind, „Gedächtnisspuren" zu vernichten, die bis dahin jederzeit auftauchen konnten, so muß ihnen irgend etwas Körperliches zugrunde gelegen haben; und wenn frische Eindrücke dabei leichter ausgelöscht werden als ältere, so muß der physische Vorgang[1]), durch den die Möglichkeit der Erinnerung ursprünglich vorbereitet wurde, noch fortbestanden haben, als sein seelischer Anlaß, die Auffassung eines Gegenstandes, schon längst abgeklungen war. Daß man die Natur dieser Vorgänge nicht kennt, ändert an ihrer Tatsächlichkeit nichts — „verstehen" würden wir — lange vor du Bois Reymond hat das Leibniz in seinem berühmten Vergleich mit der Mühle eindringlich gezeigt — den Zusammenhang zwischen diesem Gehirngeschehen und dem Wiederauftauchen früher niedergelegter Erinnerungen im Bewußtsein ja auch dann nicht, wenn die cerebralen Prozesse bis in alle Einzelheiten erforscht wären. Den physischen Vorgängen und Zuständen jedoch, die dem latenten Wissen — dem „ruhenden Gedächtnis", sagt Windelband — entsprechen und die selbstverständlich unbewußt sind, noch ein (unbewußt-)psychisches Korrelat zuzusprechen, besteht gar kein Anlaß; auch hier ge-

[1]) nicht bloß der Zustand.

wännen wir nichts als ein Wort, das zahlreiche Mißverständnisse nach sich ziehen müßte.

So tritt das Problem des unbewußten psychischen Geschehens erst auf, sobald wir zugeben, daß die bewußte seelische Reihe durch unbewußte Glieder nicht nur unterbrochen, sondern verändert, beeinflußt oder weitergeführt wird. In der Tat entspricht ja eine Erinnerung niemals dem Erlebnis, das sie wiedergibt, sie enthält stets schon ein Neues, das sie ohne weiteres eben zur Erinnerung stempelt. Aber auch das würde durch die Annahme (unbewußt-)psychischer Vorgänge in der zwischen Erlebnis und Reproduktion gelegenen Zeit um nichts verständlicher werden — ebenso wie sich die Tatsache, daß einzelne Glieder der Erinnerungskette häufig ausfallen oder blasser werden, durch den Hinweis auf die körperlichen Grundlagen des Gedächtnisses zum mindesten nicht schlechter erklären läßt als durch die Einführung eines Unterbewußtseins, das die Erinnerungen bewahrt. Auch hier ist jeder ins einzelne gehende Versuch, die Gesetze der Reproduktion und die Regeln des Vergessens auf bekannte Tatsachen und Annahmen der Nervenphysiologie — man denke an die „Gesetze" der Erregung, Bahnung und Hemmung — zurückzubeziehen[1]), bis heute gescheitert, aber wieder berühren diese Mißerfolge die allgemeine Abhängigkeit des Gedächtnisses von seinen körperlichen Grundlagen nicht.

So pflegt man denn gewöhnlich auch andere Tatsachen zum Beweis des Unterbewußtseins heranzuziehen. Zuweilen nehmen wir Vorgänge, die uns infolge einer

[1]) Ich erinnere insbesondere an die überzeugende Kritik, die von Kries an den herrschenden Maximen der Assoziationspsychologie geübt hat. S. u.

besonderen Richtung unserer Aufmerksamkeit zunächst entgangen waren, noch nachträglich wahr, wenn unser Bewußtsein für solche Eindrücke wieder zugänglich geworden ist. Wir überhören eine Frage, und noch ehe sie wiederholt worden ist, erklingt sie vor unserem inneren Ohr. Wir begegnen einem Bekannten und erwidern sogar seinen Gruß und doch erkennen wir ihn erst, nachdem er längst aus unserem Gesichtskreis entschwunden ist. Hat hier nicht eine Unterseele, die in uns wohnt, den Freund erkannt, unsere Hand zum Hut geführt, das Bewußtsein jedoch erst später benachrichtigt?

Die genaue Prüfung der Fälle, die in diesem Zusammenhange angeführt zu werden pflegen, zeigt, daß sie keineswegs alle gleichartig sind. Auch das kommt ja vor, daß wir, in tiefen Gedanken befangen, einem Bekannten starr ins Gesicht blicken, ihn nicht grüßen, und daß wir von der Begegnung auch später nichts wissen — genau so, wie wir einen uns geläufigen Weg zwar gewöhnlich auch dann finden, wenn wir lebhaft an anderes denken, uns zuweilen dabei aber auch gründlich verirren. Ganz ohne Bewußtsein scheint also weder das eine noch das andere möglich zu sein.

Ein großer Teil der erwähnten Beobachtungen aber beruht einfach auf einer Eigentümlichkeit unseres Gedächtnisses. Wir hatten den Bekannten wirklich, d. h. mit Bewußtsein, gesehen und ihn ebenso mit Bewußtsein gegrüßt; nur war unsere Seele von anderen Inhalten so erfüllt, daß sie dieses kurze Erlebnis sofort wieder vergaß. Wir wissen ja, daß selbst flüchtige Gedanken Handlungen auslösen können; aber wir wissen auch, daß von den zahllosen Eindrücken, die tagaus tagein an unser Bewußtsein herantreten, bei weitem die meisten nicht haften. Nur deshalb erscheinen uns eigene Handlungen[1]) so häufig als unverständlich und unbegründet, weil uns die seelischen Vorgänge, die sie veranlaßt hatten, inzwischen entfallen waren. Wir öffnen einen Schrank, eine Tür und wissen nicht mehr, warum; wir spüren einen Bewegungsimpuls in bestimmter Richtung, und nur zuweilen fällt uns nachträglich noch ein, daß wir dort etwas holen wollten. Auch in solchen Fällen scheinen dann die Motive unserer Handlungen, die wir doch nur — vorübergehend oder dauernd — vergessen hatten, aus dem Unbewußten zu wirken.

Aber es soll zugegeben werden: zuweilen tritt ein Sinneseindruck — in unserem Beispiel das Gesicht eines Bekannten — wirklich erst nach einer gewissen Latenzzeit in das Bewußtsein. Wundernehmen wird uns das nicht. Daß jede solche Wahrnehmung einen körperlichen Vorgang, der vom Sinnesorgan bis zur Hirnrinde geleitet sein muß, voraussetzt, ist ja nicht zweifelhaft; daß diese nervöse Erregung unter gewissen Umständen — wenn wir nämlich seelisch anderweitig stark in Anspruch genommen sind — von einem Bewußtseinsvorgang nicht oder doch nicht unmittelbar beantwortet wird, sahen wir schon, und jedenfalls werden wir auch das als Erfahrungstatsache hinnehmen müssen. Entspricht nun aber wirklich jedem bewußten seelischen Erleben ein Gehirnvorgang, so muß in dem Augenblick, in dem die Vorstellung des Bekannten schließlich doch noch bewußt wird, die vom Auge aus eingeleitete Erregung der Rinde entweder noch fortbestehen oder aber wieder aufleben. Das anzunehmen hat nach den Grundanschauungen, die wir uns von den physiologischen Voraussetzungen des Gedächtnisses gebildet haben, gar keine Schwierigkeiten.

[1]) und Stimmungen.

Lassen wir aber diese Erklärung gelten, so wird — darauf hat Windelband mit Recht wiederholt hingewiesen — das Unterbewußtsein auch für diese Fälle überflüssig[1]).

Dasselbe gilt (damit berühre ich eine andere, namentlich historisch wichtige Seite des Problems) in beinahe noch höherem Grade für die Fälle, in denen eine komplexe Wahrnehmung gemacht, die Einzelheiten des wahrgenommenen Vorganges jedoch nicht bemerkt oder nicht unterschieden werden. Wir hören das Rauschen des Regens, ohne doch das Auffallen jedes Tropfens wahrzunehmen, und wir erkennen ein Gesicht, ohne daß wir uns über seine Züge im einzelnen Rechenschaft geben. Fechner hat deshalb — er übrigens, um das Unbewußte zu vermeiden — von negativen Empfindungen gesprochen, und nicht nur in der physiologischen, sondern auch in der philosophischen Literatur seiner Epoche wird die Frage breit erörtert, wieso das Bewußtsein aus nicht wahrgenommenen Einzelvorgängen die Wahrnehmung eines Gesamtvorganges abzuleiten vermöchte.

Die Frage enthüllt einen Grundirrtum, der, in letzter Linie wieder der Verquickung metaphysischer und psychologischer Gesichtspunkte entstammend, immer neue

[1]) Auf den „unbewußt", d. h. automatisch erfolgenden Gruß wird später zurückzukommen sein. Auch ihn würde die Einführung eines unbewußten psychischen Geschehens erst recht nicht besser, sondern schlechter erklären als der Hinweis auf rein physische Vorgänge. Der optische Reiz, der vom Gesicht des Bekannten ausgeht, löst ja unzweifelhaft einen körperlichen Vorgang erst im Auge und dann im Gehirn aus, die Grußbewegung selbst setzt ein gleiches körperliches Geschehen ebenso voraus; so ist es —, wenn man den unbewußten Gruß überhaupt zugibt — zweifellos einfacher und natürlicher, nur Physisches auf Physisches wirken und das Psychische ganz aus dem Spiel zu lassen.

Schwierigkeiten nach sich zieht. In diesem wie in anderen Zusammenhängen wird aus der Hypothese des psychophysischen Parallelismus[1]) eine Übereinstimmung des psychischen und des physischen Geschehens in dem Sinne hergeleitet, daß „eigentlich" jedem von der Physiologie nachgewiesenen oder auch nur wahrscheinlich gemachten isolierten zerebralen Ereignis ein ebenso gesonderter seelischer Vorgang entsprechen müsse.

Ob sich diese Folgerung, was z. B. Rickert[2]) und Driesch[3]) behaupten, Ziehen dagegen in Abrede stellt, aus der herkömmlichen Fassung des psychophysischen Parallelismus wirklich ergibt, braucht hier deshalb nicht untersucht zu werden, weil man bei ihr doch nicht stehen bleiben dürfte; wer das Psychische in Analogie zum Physischen zerlegen will, muß nicht den physio-

¹) Auch hier handelt es sich wieder um den psychophysischen Parallelismus als allgemeines metaphysisches Prinzip, nicht um die bloße Behauptung, daß allem bewußt Psychischen etwas Physisches im Gehirn entsprechen müsse. Diese Behauptung führt, wie im Text näher ausgeführt werden soll, zur Atomisierung des Seelenlebens durchaus nicht, wird also durch den Nachweis, daß eine solche Atomisierung unmöglich ist, auch nicht in Frage gestellt.

²) „Es muß nämlich, wenn in den Körpern jede Veränderung auf Atombewegung zurückgeführt wird, und jeder dieser Veränderungen eine Veränderung im Seelenleben parallel gehen soll, erstens jedem einzelnen Atom ein Seelenelement zugeordnet, und ferner infolge dieser Atomisierung des Seelenlebens auch alle Veränderung im Psychischen allein auf die Veränderung der Relationen unveränderlicher psychischer Elemente zurückgeführt werden. Geschieht das nicht, und wird psychisches Sein vorausgesetzt, das diese der Atomtheorie analoge Auffassung verbietet, dann kann es auch keinen indirekten notwendigen Zusammenhang zwischen den physischen und psychischen Veränderungen in der Welt geben, denn dann läuft der Prozeß der Veränderung und des Wirkens auf der physischen Seite dem auf der psychischen nicht wirklich parallel."

³) „Ich kann es Ziehen nicht zugeben, daß es für den Parallelismus nicht nötig sei, ‚daß jeder Letztheit in einem Gebiet gerade auch eine Letztheit im anderen entspricht.' Gerade das wäre, wie ich meine, für einen Parallelismus jeder Form nötig."

logischen, sondern den physikalisch-chemischen „Letztheiten" — Molekülen, Atomen, Elektronen — seelische Elemente entsprechen lassen. Oder anders ausgedrückt: diese letzten seelischen Elemente müßten genau so einfach und einheitlich sein wie die physischen. Daß diese Analogie, zu Ende gedacht[1]), zwei ganz unvergleichbare Reihen, nämlich eine rein quantitativ geordnete körperliche und eine qualitativ mannigfach abgetönte seelische Welt, aufeinander bezieht und daß sie unserem Denken schon deshalb unüberwindliche Schwierigkeiten bereitet, mag hier nur angedeutet werden; für unsere Fragestellung wichtiger erscheint mir, daß ein solcher bis zur Beseelung des Hirnatoms durchgeführter Parallelismus unter allen Umständen wieder beim Panpsychismus endigen müßte — denn derselbe physikalisch-chemische Elementarvorgang kann doch unmöglich das eine Mal, wenn er sich nämlich innerhalb des Schädels abspielt, ein seelisches Korrelat besitzen, das andere Mal aber nicht —, so daß ein auf diese Weise bewiesenes unbewußtes psychisches Geschehen mit bewußten seelischen Vorgängen wieder nichts als den Namen gemein haben, unser eigentliches Problem also gar nicht berühren würde.

Alle diese Folgerungen, die sich wie gesagt allein aus einer bestimmten und nichts weniger als unbestrittenen metaphysischen Fassung des psychophysischen Parallelismus ergeben, fallen nun ohne weiteres fort, sobald wir uns lediglich an die Tatsachen halten. Diese Tatsachen besagen nämlich nichts, als daß alles bewußt Seelische mit irgendwelchen körperlichen Vorgängen im Gehirn irgendwie zusammenhängt. Wie diese physio-

---

[1]) Vgl. namentlich Rickert und Driesch.

logischen Prozesse aussehen, darüber lehren sie — leider — sehr wenig; wahrscheinlich ist nur, daß sie unter sich auch qualitativ verschieden sind; sowie ferner, daß die Zusammensetzung der Materie, die im Gehirn das Bewußtsein gewährleistet, außerhalb des Gehirns nirgends mehr vorkommt. Der soeben für die Allbeseelung abgeleitete Grund taucht in diesem Zusammenhange also gar nicht erst auf. Ebensowenig aber werden uns die physiologischen Tatsachen nötigen, die psychischen Vorgänge ihretwegen weiter zu zergliedern, als es unter Führung des Bewußtseins möglich ist. Ob ein seelisches Erlebnis „einfach" oder aus anderen zusammengesetzt ist, kann nur aus dem Erlebnis selbst erschlossen werden; die Entscheidung von der (elementaren oder nicht elementaren) Natur des ihn begleitenden Hirngeschehens abhängig zu machen, geht schon deshalb nicht an, weil auch der scheinbar einfachste zerebrale Vorgang von der Hirnphysiologie oder wenigstens von der Chemie jederzeit in noch einfachere aufgelöst werden könnte.

Es ist m. E. wichtig, das festzustellen; denn auf dieser einen falschen Voraussetzung beruht die ganze Atomisierung des Seelenlebens, an der alle ältere Psychologie krankt. Nur dieses Irrtums wegen arbeitet diese Wissenschaft, auch wo sie angeblich nur Tatsachen sucht, dauernd mit Begriffen, denen ein tatsächliches Erlebnis nirgends entspricht. Sie schält aus der komplexen Wahrnehmung, die bekanntlich häufig die Tätigkeit mehrerer Sinnesorgane voraussetzt und in die überdies intellektuelle und affektive Zutaten regelmäßig mit eingehen, die reine und einfache Empfindung heraus und schreibt sie, da noch kein Mensch behauptet hat, etwas Derartiges erlebt zu haben, dem Säugling zu, der über seine Erlebnisse gar nichts aussagen, und dem Unterbewußtsein, das sich gegen solche Unterstellungen ebensowenig wehren kann. In Wahrheit ist die Empfindung nichts als eine Anleihe bei der Physiologie, aber selbst hier sind ihre Voraussetzungen, die doch letzten Endes immer noch in der Erregung mehrerer Zellen und Fasern[1]) bestehen, durchaus nicht so einfach, daß man nun für noch verwickeltere physiologische Ereignisse ohne weiteres auch kompliziertere seelische Vorgänge verlangen müßte. Es ist nicht richtig, daß sich das Sehen eines geraden Bleistiftstriches und das einer ruhenden Kugel in dieser Hinsicht grundsätzlich unterscheiden; und es war ein Irrtum, wenn Helmholtz das Erkennen räumlicher Verhältnisse durch Auge und Hand auf „unbewußte Schlüsse" zurückführen wollte. Gewiß sieht es — physiologisch — so aus, als ob wir die Stellung der Augachsen zueinander, die jeweilige Krümmung der Linse, die Verteilung der gesehenen Bilder auf die Netzhäute beider Augen unmittelbar wahrnähmen und aus diesen Einzelwahrnehmungen die Größe und die Gestalt eines gesehenen Gegenstandes sowie seine Lage im Raum auf dem Wege der Schlußfolgerung ableiteten — so etwa, wie sich die Stellung eines Himmelskörpers aus gewissen Voraussetzungen mathematisch konstruieren läßt. Aber es sieht nur so aus, bei genauer Betrachtung hält die Lehre von den unbewußten Schlüssen — der erste Versuch einer Rationalisierung des Unbewußten — weder einer psychologisch noch einer physiologisch zugespitzten Kritik stand.

Psychologisch könnte man daraus, daß diese angeblich gezogenen Schlüsse häufig falsch sind, an sich

[1]) Um die Sache in der Sprache unserer heutigen, vielleicht noch nicht einmal endgiltigen Auffassung auszudrücken.

noch keinen Beweis gegen die Hypothese ableiten, weil ja auch das Bewußtsein unter Umständen irrt. Wohl aber müßte man fragen, warum das Unterbewußtsein, das doch gewisse räumliche Verhältnisse offenbar viel schneller und sicherer beurteilt, als es das Oberbewußtsein auf Grund der gleichen Voraussetzungen jemals könnte, andere Schlüsse selbst nach hundertfacher Übung nicht zieht, die nun wieder dem Oberbewußtsein spielend gelingen, und warum es, um ein Beispiel zu geben, einen ins Wasser getauchten Stab immer wieder als gebrochen erscheinen läßt.

Was aber die Physiologie angeht, so hat v. Kries in einer noch nicht genügend beachteten Untersuchung schon längst nachgewiesen, daß sich die von der Assoziationspsychologie gewöhnlich stillschweigend gemachten Annahmen über die Natur der dem Seelischen zugeordneten Gehirnvorgänge schlechthin nirgends durchführen lassen, und daß das Wiedererkennen und Benennen eines gesehenen Gegenstandes z. B. — auch das ist übrigens schon ein Schluß, der aber im Bewußtsein gezogen wird — nicht auf die Verbindung einzelner Faserleitungen und auf die Aufeinanderfolge zirkumskripter Rindenerregungen, sondern vielmehr auf einen Gesamtzustand eines ziemlich ausgedehnten Rindengebietes bezogen werden müsse. „Strahlen überhaupt optische und akustische Erregungen in ein gemeinsames, beiden zugängliches und sie verbindendes Gebiet ein, so wird man weit eher der Vorstellung zuneigen, daß jede Erregung des einen und des anderen Sinnes, wie sie auch sei, aus welchen Elementen sie sich auch zusammensetze, das ganze Gebiet in einen gewissen Gesamtzustand versetze, und daß die Koexistenz zweier solcher Gesamtzustände einen Zusammenhang zwischen ihnen etabliere, einen Zusammenhang, der freilich in seiner anatomischen oder physikalischen Begründung uns noch dunkel wäre, jedenfalls aber nicht als Herstellung einer Leitungsbahn aufzufassen sein würde."

Die Nutzanwendung dieser Sätze auf unser Problem ist, glaube ich, nicht schwer. Schon bei dem einfachen von v. Kries gesetzten Fall entspricht der von ihm geforderte Rindenzustand selbstverständlich keinem der beiden Einzelvorgänge, die ihn zusammensetzen. Bei der Wahrnehmung (oder Beurteilung) räumlicher Verhältnisse wird er aus noch mehr Einzelteilen hervorgehen, aber immer wird es sich um einen Gesamtzustand handeln, der für das betreffende Erlebnis spezifisch und mit den ihn zusammensetzenden Teilen nicht identisch ist. Nun muß aus dem Satz, daß jedem seelischen ein körperlicher Vorgang im Gehirn entspricht, wohl das gefolgert werden, daß verschiedenen psychischen auch verschiedene physische Prozesse zugeordnet sein werden und umgekehrt; daß aber seelische Erlebnisse um so verwickelter sein müssen, je komplizierter die Entstehung der ihnen entsprechenden körperlichen Vorgänge ist, das folgt offenbar nicht. Hier sind wir wieder allein auf die Tatsachen angewiesen, und die lehren unzweideutig das Gegenteil. Die Empfindung des Violett ist psychologisch ebenso einfach wie die des Rot oder des Blau, obwohl sich der ihr zugeordnete physiologische Vorgang im Gehirn seiner peripheren Entstehnug nach aus denen zusammensetzen müßte, die den Empfindungen des Blau und des Rot parallel gehen. Trotzdem werden wir nicht glauben, das Unterbewußtsein erlebe beide Empfindungen getrennt und überliefere die zu einer neuen Farbe vereinfachte Mischung erst dem Oberbewußtsein. Will man aber dieses Beispiel deshalb nicht gelten lassen, weil die physische Verschmelzung, die Konstitution der beiden Grundreize schon in der Netzhaut erfolgen, dem Gehirn also doch eine „einfache“ Erregung übermittelt werden könnte, so darf auf den Geschmackssinn verwiesen werden, bei dem die gleichzeitige Erregung verschiedenartiger Geschmackspapillen (in der Zunge und im Gaumen) ebenfalls eine einfache Empfindung bedingt, ohne daß außerhalb des Gehirns irgendein Substrat vorhanden wäre, in dem eine solche Verschmelzung erfolgen könnte.

Gewichtiger erscheint zunächst ein anderer Einwand. Die physiologischen Vorgänge, auf denen die Wahrnehmung räumlicher Verhältnisse beruht, und denen Helmholtz unbewußt-psychische Eigenschaften zusprechen wollte, spielen sich nicht alle gleichzeitig ab, sondern folgen einander; es ist also nicht ohne weiteres klar, wie sie einen Gesamtzustand irgendeines Rindengebietes bedingen können, dem seelisch die Wahrnehmung eines Körpers entspräche. Auch dieser Einwand läßt sich m. E. — sofern man die Verhältnisse beim Sehen als geeignetes Beispiel anerkennen will — durch die Erfahrungen der Farbmischung, und zwar diesmal durch die, die mit dem Farbkreisel gemacht worden sind, widerlegen. Auch dabei wirken verschiedene Reize nacheinander und erzeugen im Bewußtsein doch den einheitlichen und einfachen Eindruck z. B. des Weiß. Erfolgt aber die Mischung wirklich schon in der Netzhaut, so bleibt uns immer noch die aus der Gedächtnislehre geläufige Tatsache, daß Hirnvorgänge ihre periphere Ursache überdauern können. Schon deshalb bereitet die Vorstellung, die zum räumlichen Sehen erforderlichen physischen Einzelzustände träten zu einem Gesamtzustand zusammen, der vom Bewußtsein mit einem einheitlichen und einfachen

Erlebnis beantwortet würde, keine besonderen Schwierigkeiten. Dazu kommt aber, daß, wie wieder v. Kries überzeugend gezeigt hat, „der zeitliche Verlauf der Vorgänge ganz bestimmte, gerade nur durch einen solchen zeitlichen Vorgang hervorzurufende Zustände schafft, die momentanen Repräsentanten[1]) eines zeitlich erstreckten und zeitlich formierten Geschehens", genau so wie umgekehrt — in zentrifugaler Richtung — beim Ablauf gewisser eingeübter Bewegungen „eine einheitliche Vorstellung gewissermaßen sich zeitlich entwickeln und zeitlich formierte Wirkungen hervorbringen" kann.

Somit werden wir es als Tatsache hinnehmen: daß einfache seelische Erlebnisse nicht bloß zusammengesetzten, sondern sogar zeitlich auseinanderliegenden physischen Vorgängen entsprechen können, und wir werden die Anschauung, daß dem Zusammentreten oder der Aufeinanderfolge gewisser körperlicher Vorgänge nun auch eine Summe oder eine fortlaufende Reihe von psychischen Geschehnissen entsprechen müsse, als aller Erfahrung zuwiderlaufend zurückweisen. Damit ist aber der Lehre von den „unbewußten Schlüssen" innerhalb der Sinnesphysiologie jeder Boden entzogen.

Natürlich war der durch die Aufstellung der „unbewußten Schlüsse" gemachte Versuch, hinter den tatsächlich erlebten seelischen Vorgängen noch unbewußte Einzelvorgänge zu suchen, in letzter Linie durch die grundsätzliche Überzeugung geleitet, daß man die Zusammenhänge zwischen seelischem und physischem Geschehen nicht bloß im allgemeinen beweisen, sondern

---

[1]) von mir gesperrt.

bis in alle Einzelheiten aufdecken und schließlich sogar „verstehen" müsse. Demselben Grundgedanken begegnen wir — gewissermaßen am anderen Endpol des psychischen Kreislaufes — dann, wenn von dem Umsatz gefaßter Entschlüsse, gewollter Handlungen in körperliche Leistungen die Rede ist. Es ist ja kein Zweifel, daß manche Bewegungen ursprünglich bis in alle ihre Einzelheiten durch das Bewußtsein geleitet und vom Bewußtsein eingeübt werden mußten, die später unbewußt, mechanisch ablaufen. Ich brauche nur an das Radfahren, das Klavierspielen, das Schreiben[1]) oder an irgendeine nicht ganz einfache Tätigkeit sonst zu erinnern, um das zu belegen. Zunächst haben wir jede einzelne Bewegung genau beobachten und willkürlich abstufen müssen, und eine kleine Unaufmerksamkeit hat immer wieder zu Mißerfolgen geführt. Allmählich aber sind diese Vorgänge selbständig, „automatisch" geworden, und nun kann unser Bewußtsein anderen Dingen zugewendet werden, ohne daß ihr Ablauf dadurch gestört wird.

Daß man aus dieser Mechanisierung auf ein unbewußtes psychisches Geschehen geschlossen hat, beruht auf demselben Fehler, der manche Ärzte bei der Erörterung der aphasischen und apraktischen Erscheinungen noch heute mit „Sprachbewegungsvorstellungen" arbeiten läßt, die in der Brocaschen, und mit „Bewegungsvorstellungen" überhaupt, die in der mo-

---

[1]) Ein eigentümlicher Widerspruch liegt darin, daß für diese Vorgänge unbewußt-psychische Geschehnisse häufig gerade von solchen Forschern verantwortlich gemacht werden, die sonst als Vertreter einer materialistischen Weltanschauung auftreten. Gerade ihnen müßte doch — wenn sie nicht als Monisten alles beseelen wollen — die physische Verlaufskette vollauf genügen.

torischen Rinde „lokalisiert" seien, und von denen der Besitzer dieser Rindenteile unter Umständen gar nichts erführe. Das ist natürlich ein Unsinn. Vorstellungen erlebt ein Mensch und nicht seine Hirnrinde, und wenn sich Bewegungsvorstellungen — auch auf dem Gebiet der Sprache — zwischen Denken, Wollen und Handeln häufig nicht einschieben, so werden wir diesen neuen Beweis, daß die Beziehungen zwischen körperlichem und seelischem Geschehen unserem Verständnis entzogen sind, einfach hinnehmen müssen. Auch hier läuft die Einführung unbewußter Vorstellungen, die in der Rinde und nicht im Bewußtsein leben, auf eine ziemlich gedankenlose Nachbildung physiologischer Verhältnisse heraus; nur begegnet die Annahme, daß jedem zeitlich oder anatomisch abgrenzbaren Teil einer jeden körperlichen Funktion auch ein ebenso atomisierter psychischer Akt entsprechen müsse, auf diesem, dem motorischen Gebiete noch der besonderen Schwierigkeit, daß ihre Durchführung — es sei denn, daß man auch das Rückenmark, den peripheren Nerven, den Muskel und endlich wieder das All beseelen will — an irgendeiner willkürlich[1]) gewählten Stelle schließlich doch abgebrochen werden müßte. Die Hoffnung aber, durch diese Annahme die Entstehung des Seelischen verständlicher zu machen, setzt einen Denkfehler voraus; wie aus dem körperlichen Reiz eine Wahrnehmung und wie aus einem seelischen Vorgang eine körperliche Leistung wird, das werden wir auch dann nicht begreifen, wenn wir die psychische Reihe nach vorwärts wie nach rückwärts, so weit wir nur wollen, verlängern.

---

[1]) Der früher häufig gemachte Unterschied von „cortical" und „subcortical" ist, wie die Erfahrung gezeigt hat, ganz unhaltbar.

II.

Während die bisher erörterten Gründe für die Annahme eines unbewußten psychischen Geschehens mehr von philosophischer und physiologischer Seite, aus grundsätzlichen Erwägungen oder um gewisse Erfahrungen der Sinnesphysiologie einheitlich zu erklären, angeführt, zum Teil übrigens auch schon historisch geworden sind, wenden wir uns nunmehr den sehr aktuellen Gesichtspunkten gewisser moderner psychologischer Richtungen zu. Für sie gilt recht eigentlich die besondere Färbung, die die Hypothese des Unbewußten neuerdings angenommen (und die meine eigene Stellungnahme veranlaßt) hat: die einer Rationalisierung des Unbewußten.

Hier handelt es sich um ein Unbewußtes, das denkt, zum Teil tiefer denkt als das Bewußtsein, immer aber, und das vor allem, egoistischer und, wenn man will, ehrlicher, um ein Unterbewußtsein, das alle unsere Überzeugungen und Handlungen nach seinem Willen lenkt und, wenn ihm das im Rahmen des sozialen Lebens gar nicht gelingt, den Menschen in die Krankheit, in die Neurose hineintreibt.

Man sollte meinen, einer solchen Lehre, die heute doch ungemein verbreitet ist, müßten wir zu allererst da begegnen, wo man die Regeln und die Gesetze des menschlichen Denkens aufzudecken versucht. Das ist aber nicht der Fall. In jenen Fachschulen — je nach ihrer besonderen Arbeitsweise pflegt die psychoanalytische Richtung sie als Laboratoriums- oder als Grüne-Tisch-Psychologien zu verketzern —, die sich mit dem uralten Problem des menschlichen Denkens auch heute wieder systematisch befassen, ist von unbewußten Vorgängen meines Wissens kaum je die Rede gewesen. Es ist leicht einzusehen, weshalb. Gewiß ist die Ordnung des menschlichen Denkens, ist schon das logische Gedächtnis, die Tatsache, daß sich Erinnerungen nicht bloß in der Reihenfolge ihres Erwerbs, sondern auch nach Ähnlichkeits-, Zusammengehörigkeits-, kurz nach logischen Prinzipien ordnen, sind die Herrschaft von Konstellationen und determinierenden Tendenzen unlösbare Rätsel. Die sogenannten Assoziationsgesetze erklären die Ordnung auch nur des einfachsten Gedankenganges so wenig, daß, könnte man diese Gesetze allein wirken lassen, ein Chaos entstehen müßte, ein Wortsalat, wie ihn gewisse Kranke in der Tat hervorbringen, oder wenigstens Ideenflucht, wie wir sie bei anderen beobachten.

Warum beim Gesunden von mehreren nach den Assoziationsgesetzen gleich möglichen Vorstellungen nur die ins Bewußtsein treten, die zum Grundthema passen, und warum sich diese zu einem geordneten Gedanken zusammenschließen, das wissen wir also nicht. Für diese Ordnung aber eine Unterseele verantwortlich zu machen geht schon deshalb nicht an, weil sich diese Auswahl häufig so überaus schnell vollzieht, daß — wenn man nicht dem Unterbewußtsein neben vielen anderen wunderbaren Eigenschaften auch noch ein völlig neues Zeitmaß zusprechen will — für seine Tätigkeit nicht einmal diese Voraussetzung, die nötige Zeit gegeben wäre. Und das gilt ganz allgemein: alle Fragen, vor die uns die Ordnung des Denkens stellt, wenn wir sie im Bewußtsein aufzuklären versuchen, tauchen im Unbewußten sofort wieder auf. Es ist eine Scheinlösung, wenn wir eine Unterseele die vom Gedächtnis angebotenen Vorstellungen prüfen und nur die passenden auswählen lassen; wir werden ja doch wieder fragen müssen, wie denn die Unterseele das fertig bringt, und so erkennen, daß das Problem vertagt, aber nicht gelöst worden ist.

Ich möchte hier nicht mißverstanden werden. Auch aus seinen physischen Voraussetzungen läßt sich die Ordnung des Gedankenganges nicht ableiten. Gewiß, wenn wir ausgeruht sind, denken wir leichter, und gewisse körperliche Einwirkungen — chemische etwa — lähmen und trüben unsere Gedanken. Aber das Denken erklären können wir damit nicht, und so ist keine Rede davon, daß die Hypothese des (psychisch-)Unbewußten in diesem Zusammenhange — wie bei der Erörterung des „ruhenden" Gedächtnisses — mit Rücksicht auf das physisch-Unbewußte überflüssig und unnötig wäre. Aber sie versagt genau so wie jenes.

Freilich scheint es Ausnahmen zu geben. Immer wieder haben begnadete Künstler berichtet, wie sie zu gewissen Zeiten von neuen Gedanken überschüttet, durch musikalische und andere Einfälle sogar in vollendeter Form überrascht worden sind. Hier liegt es doch gewiß nahe, an die psychische Vorarbeit einer Unterseele zu denken, die dem Bewußtsein das Wählen und Feilen erspart, — und diese Erklärung ist in der Tat gar nicht selten versucht worden. Aber wieder müssen wir zwischen dem Unbewußten an sich und der Unterseele, dem psychisch-Unbewußten streng unterscheiden. Daß jedes wirkliche[1]) Kunstwerk — Schelling und neuerdings Behaghel haben die Frage ausführlich erörtert — aus einem Zusammenwirken bewußter und unbewußter Vorgänge hervorgeht, deren Wesen sich jeder rationalen Analyse entzieht, daß der erste Anstoß zur Idee sowohl wie sehr häufig auch die besondere künstlerische Gestaltung aus dem Unbewußten hervorquellen[2]), das ist nicht zweifelhaft. Diesem Unbewußten aber psychische Eigenschaften zuschreiben, das heißt eine rationale Analyse schöpferischer Leistungen doch wieder versuchen, das Geheimnis ihrer Entstehung doch lüften wollen.

Im übrigen werden wir in dieser Hinsicht die Arbeit des Künstlers nicht anders beurteilen dürfen als jede — auch die durchschnittliche — geistige Tätigkeit überhaupt. Wohl jeder geistige Arbeiter ist gelegentlich in die Versuchung gekommen, an eine Unterseele zu glauben, die an der Lösung schwieriger Aufgaben mitarbeitet, sie im geheimen vorbereitet, weiterführt und vollendet. Nicht alle diese Erfahrungen lassen sich auf die Mängel unseres Gedächtnisses zurückführen und mit den Schul-

---

[1]) Es gibt ja auch andere, die mit Druckpumpen und Schrauben dem Verstand abgepreßt werden; um die handelt es sich hier natürlich nicht.

[2]) So sagt Goethe zu Eckermann: „Jede Produktivität höchster Art steht in Niemandes Gewalt und ist über aller irdischen Macht erhaben. Dergleichen . . . ist dem Dämonischen verwandt, das übermächtig mit ihm tut, wie es beliebt, dem er sich bewußtlos hingibt, während er glaubt, er handele aus eigenem Antriebe“.

Und die Goncourt schreiben: on ne fait pas les livres qu'on veut. Il y a une fatalité dans le premier hasard qui vous en dicte l'idée. Puis c'est une force inconnue, une volonté supérieure, une sorte de nécessité d'écrire qui vous commandent l'œuvre et vous mènent la plume; si bien que quelquefois le livre qui vous sort des mains, ne vous semble pas sorti de vous même: il vous étonne comme quelque chose qui était en vous et dont vous n'aviez pas conscience. — Journal des Goncourt I 364.

arbeiten vergleichen, die nervöse Kinder gelegentlich des Nachts erledigen und die sie dann am nächsten Morgen auf Rechnung freundlicher Heinzelmännchen setzen. Daß wir eine mathematische Aufgabe z. B. nicht des Abends nach stundenlanger Arbeit, wohl aber mit überraschender Schnelligkeit am Morgen lösten, das haben wir alle erlebt. Nur hatten wir auch des Morgens an die Aufgabe gedacht und die Voraussetzungen ihrer Lösung, wenn auch gewissermaßen nur im Fluge, dafür aber ausgeruht, unbefangen und nicht gehemmt durch vielfach vergeblich unternommene Lösungsversuche, noch einmal erwogen. Und darauf allein kommt es an. Warum uns die richtige Lösung überhaupt einfällt, das wissen wir ja auch dann nicht, wenn eine Latenzzeit, die für das Nachdenken einer Unterseele Raum ließe, gar nicht vorhanden gewesen ist.

Sodann pflegt man in diesem Zusammenhange häufig auf die sogenannten posthypnotischen Suggestionen zu verweisen. Dazu gehören genau genommen so ziemlich alle Suggestionen, die wir Ärzte in der Hypnose[1]) erteilen; denn eine Wirkung, die auf den Schlafzustand beschränkt bliebe, würde niemandem helfen. Hier meint man aber ein besonderes Vorkommnis — und gerade das muß ich bestreiten. Nur mit dem Papierdolch ersticht das Medium sein Opfer auch nach der Hypnose; irgendwie bedenkliche Handlungen sind infolge einer posthypnoti-

[1]) Nicht nur über das Wesen der Hypnose, sondern auch über ihre tatsächlichen Erscheinungen bestehen immer noch zahlreiche Mißverständnisse. So meint Graf Keyserling (Das Reisetagebuch eines Philosophen, 4. Aufl. 1920. Reith, Darmstadt, S. 135), der Mensch verfüge im hypnotischen Schlaf über Fähigkeiten, die er im normalen Wachzustand nicht besäße. Daran ist nur richtig, daß man in der Hypnose Hemmungen (durch Schüchternheit z. B.) beseitigen kann, die die Entfaltung dieser Fähigkeiten im Wachen verhindern.

schen Suggestion bisher niemals begangen worden. Das Unterbewußtsein scheint also Hemmungen zu haben, die sich natürlich ebenso gut für wie gegen seine Existenz verwerten lassen. Aber muß denn die Suggestion überhaupt „unbewußt" wirken? Es gibt wenige Forschungsgebiete, in denen so viel Schwindel und so viel „Autosuggestion" herrscht wie in diesem, und kaum eines, in dem eine vorgefaßte Meinung den Erfolg eines Experimentes so beeinflussen kann. Die letzte Veröffentlichung eines so ungewöhnlich gebildeten und zugleich so ehrlich die Wahrheit suchenden Forschers wie Kohnstamm illustriert diese Wechselwirkung deutlich: die Medien haben ihm offensichtlich stets seine eigenen Auffassungen über die menschliche Psyche und damit auch über das Unterbewußtsein wiedergegeben und ihn nun natürlich erst recht in diesen Auffassungen bestärkt. Kohnstamm[1]) betont mehrfach die strenge Wahrheitsliebe der von ihm angeführten Patienten; die leugne ich nicht, aber ich bestreite, daß sich subjektive Ehrlichkeit und objektive Wahrheit bei Hysterischen mehr decken könnten, als es selbst bei Gesunden der Fall ist. Immer wiederholte Hypnosen — Kohnstamm hat seine Versuche zum Teil durch mehr als 10 Jahre fortgesetzt —

---

[1]) Im übrigen wirft auch Kohnstamm die beiden Probleme, die hier streng auseinandergehalten werden sollen, zusammen: das meiste, was er zum Beweis des Unterbewußtseins anführt, wie die hypnotische Regelung der Menstruation z. B., betrifft die ganz allgemeine und ganz im allgemeinen offene Frage, wie psychische Vorgänge auf körperliche Funktionen wirken können. Diese Frage wird natürlich dadurch, daß man ein Unterbewußtsein einführt, überhaupt nicht gefördert; ob sich die beiden Reihen — die psychische und die physische — direkt oder indirekt durch das Unterbewußtsein berühren, ist ganz gleich; wie sie aufeinander wirken, erfahren wir doch nicht. Einen Beweis für ein unbewußtes psychisches Geschehen aber enthält Kohnstamms Arbeit nirgends.

und die systematische Erziehung zur hysterischen Selbstbespiegelung sind gewiß nicht geeignet, einen Menschen in der Beurteilung seines Inneren unbefangener und klarer zu machen.

Nur eines zeigen diese Versuche sehr deutlich: daß nämlich das sogenannte Unterbewußtsein auch bei Kohnstamms Patienten doch nicht ganz unbewußt war. Sie gaben in der „hypnotischen Selbstbesinnung“[1]), also in einem durch starke Willensanspannung von ihnen selbst erzeugten Zustande, über alles, auch über das scheinbar Verborgenste vollkommen erschöpfende Auskunft — das heißt doch nichts anderes als: sie wußten davon, wenn sie es wollten.

Das wird man auch bei der Beurteilung posthypnotischer Suggestionen beachten müssen: die Medien behaupten wohl, daß sie von dem ihnen erteilten Auftrag zwischen Hypnose und Ausführung nichts gewußt hätten; aber man muß die Psyche hysterischer oder durch fortgesetzte hypnotische Übungen hysterisch gemachter Patienten schon sehr wenig kennen oder man muß sehr voreingenommen sein, um das wörtlich zu nehmen. Wird einem hysterischen Kranken im Dämmerzustand oder einem Medium in der Hypnose irgend etwas gesagt, was ihm sehr unangenehm oder sonst für ihn

[1]) Diese Zustände entsprechen in vieler Hinsicht denen, in die sich die indischen Yogis und die Anthroposophen hineinversetzen. Es handelt sich dabei bekanntlich um eine besondere Form und einen besonderen Grad von Konzentrationsfähigkeit, durch die dem darin Geübten neue Bewußtseinslagen — wie man zu sagen pflegt: — „erschlossen“ werden. Der Ausdruck darf aber nicht dahin mißverstanden werden, als ob die so ins Bewußtsein gerufene neue psychische Welt schon vorher als solche im Unterbewußtsein existiert hätte. Unter dem Gesichtswinkel dieser Fragestellung betrachtet handelt es sich bei dem ganzen Vorgang um nichts als um das Manifestwerden latenter, d. h. bis dahin nur potentiell vorhandener Bewußtseinsinhalte.

wichtig ist, so weiß er, sobald es darauf ankommt, davon stets auch im Wachen. Das zugeben freilich, das wird er nicht und er wird, wenn er es bestreitet, im Augenblick sogar selbst daran glauben.

Viel ernster müssen m. E. gewisse Erfahrungen beurteilt werden, die — übrigens häufiger von Laien als von Fachpsychologen — ebenfalls für die Herrschaft eines Unterbewußtseins herangezogen werden, und die in der Tat jeder zu machen Gelegenheit hat. Wenn wir eine lebenswichtige Entscheidung treffen sollen, so werden wir nicht selten dadurch überrascht, daß uns das Ergebnis, das sich mit allem Nachdenken nicht finden lassen wollte, eines Tages ohne jede Mühe in den Schoß fällt. Es tritt uns fertig entgegen, wie aus dem Unbewußten geboren. Es verlohnt sich, glaube ich, diesen Vorgang etwas näher ins Auge zu fassen. Nehmen Sie an — mancher von uns Älteren hat das erlebt —, es wird uns eine neue Stellung angeboten, an einem anderen Ort, unter ganz anderen Lebensbedingungen. Wir sollen jetzt wählen, aber nun stellt sich heraus, daß die Rechnung nicht aufgeht; die einzelnen Posten hüben und drüben lassen sich gegeneinander nicht abwägen. Hier alte Freunde und ein liebgewordenes Amt — dort neue lockende Aufgaben und vielleicht eine besonders anziehende Landschaft. So schwanken wir hin und her und stellen schließlich die Frage bis zu einer glücklicheren Stunde zurück. Und die kommt auch; plötzlich ist uns die Entscheidung innerlich vollkommen klar.

Wenn manche Forscher in solchen Fällen von einem unbewußten psychischen Geschehen sprechen, so geschieht es im wesentlichen deshalb, weil sie nur die seelischen Vorgänge bewußt nennen, die sich in Gestalt sprachlich formulierter Gedanken abspielen. Was aber bei Entscheidungen der erwähnten Art miteinander ringt, das sind Gefühle, und der Grund, warum wir nicht sofort wußten, wohin uns unser Gefühl am stärksten zog, war gerade der, daß wir zunächst versuchten, die Frage auf intellektuellem Wege zu lösen. Man braucht aber nur an andere gefühlsbetonte Gedankengruppen, wie die der Liebe und Freundschaft z. B., zu erinnern, um einzusehen, wie aussichtslos ein solcher Versuch ist.

Hier werden wir einen Augenblick stehen bleiben müssen. Was sind Gefühle? Man kann sie schlecht definieren, und doch weiß jeder, welches Erleben mit den Ausdrücken: „persönliches Interesse an", „subjektive Stellung zu den Dingen", „gemütliche Beteiligung", „Affekt", „Stimmung", „Verstimmung", gemeint ist. Es gehört auch nicht viel Selbstbesinnung dazu, um zu finden, daß dieser besondere Akzent, den wir Gefühl nennen, alle sonstigen seelischen Vorgänge begleitet, daß nicht bloß in Wahrnehmungen und Willensimpulse, sondern auch in das Denken des Menschen affektive Momente regelmäßig mit eingehen. Ja, diese intellektuellen Gefühle, die jedes vollzogene Urteil als Lust begleiten und nicht vollzogene durch Unlust erzwingen, die so bald als rein logische, bald als ethische oder ästhetische Gefühle auftreten, sind für die Gestaltung der Gesamtpersönlichkeit bei weitem wichtiger als etwa die sinnlichen.

Weniger bekannt sind die sehr eigentümlichen Gesetze der Gefühlsverknüpfung. Derselbe Dur-Akkord, der uns in einem Zusammenhange angenehm berührt, mißfällt uns in einem anderen, und dieselbe Bemerkung, die uns heute erheitert, würde uns morgen, in anderer Stimmung, stören und verletzen. Um so eigentümlicher ist es, daß Gefühle, die einmal mit einer gewissen Lebhaftigkeit aufgetreten waren, zuweilen dauernd mit den Vorstellungen und Gedanken verknüpft bleiben, mit denen sie damals, wenn auch nur zufällig, zusammentrafen. Es ist wohl sicher, daß nicht bloß die Vorliebe oder die Abneigung bestimmten Speisen gegenüber, sondern auch sexuelle Anomalien, daß ferner Sympathien, Antipathien und zahlreiche Vorurteile auf solche Weise entstehen können. Auf der anderen Seite vermag sich ein Gefühl von dem ihm ursprünglich zugeordneten sinnlichen oder intellektuellen Inhalt auch loszulösen; ein Ärger oder eine Angst zittern in uns fort, obwohl wir den Anlaß vergessen. Wahrscheinlich ist die Ursache in den körperlichen Erscheinungen (am Herzen und am Gefäßsystem z. B.) gelegen, die Affekte und Stimmungen auszulösen pflegen, und die, einmal eingeleitet, selbständig weiter bestehen. In jedem Falle ist gerade diese Tatsache für die normale wie für die pathologische Psychologie ungemein wichtig. Wir alle wissen, wieviel besser und schneller wir mit einer ärgerlichen, peinlichen, ängstlichen Sache fertig werden, wenn wir ihr ins Gesicht sehen, sie durchdenken, mit einem anderen durchsprechen oder wenn wir unsere innere Spannung durch Handeln lösen können. Das alles ist natürlich unmöglich, wenn wir die Ursache einer solchen Stimmung vergessen haben. Aber dazu kommt noch eines. Ob wir den eigentlichen Anlaß des Affekts noch wissen oder nicht, in jedem Falle besteht die Gefahr, daß er sich mit anderen, gleichzeitig oder bald darauf erlebten Bewußtseinsinhalten verknüpft, die vorher nicht oder doch nicht in dieser Weise affektbetont waren. So kann es denn leicht so aussehen, als ob ein Zorn, eine Angst, ein Vorurteil oder eine Abneigung ihre intellektuelle Ursache im Unterbewußtsein besäßen, während sie sich in Wirklichkeit überhaupt nicht rational, sondern nur aus den Eigentümlichkeiten des Gefühlslebens selbst erklären lassen.

Nach alledem brauche ich kaum zu sagen, daß Gefühle der exakten Analyse immer, auch da, wo ihr Vorhandensein im Bewußtsein feststeht, große Widerstände entgegensetzen. Insofern wird sich an ihnen das Vorhandensein eines Unterbewußtseins unmittelbar gewiß nicht beweisen lassen; denn von einem Gefühl, das auf das Bewußtsein wirkt, zu behaupten, daß es im Bewußtsein nicht erlebt worden wäre, das ist schon deshalb unmöglich, weil seine intellektuelle, für das Gedächtnis greifbare Ursache unter Umständen weit zurückliegen und nur die über den Körper gehende Wirkung im Bewußtsein noch fortschwingen kann. Mit anderen Worten: der Versuch, für Zusammenhänge, in denen das Gefühl eine Rolle gespielt hat, ein unbewußtes psychisches Geschehen heranzuziehen, hat überhaupt nur dann Sinn, wenn er in der Erklärung dieser Zusammenhänge das Gefühl durch den Verstand ersetzen und die Rationalisierung des Seelischen, nachdem sie im Bewußtsein mißlungen ist, im Unterbewußtsein durchführen will.

Daß diese Alternative — bewußtes Gefühl oder nicht bewußte logische Gründe — aber überhaupt auftaucht, hat seine letzte Ursache darin, daß Gefühle fast immer ohne sprachliche Fassung erlebt werden und sich deshalb verhältnismäßig leicht aus dem Bewußtsein herausdiskutieren lassen. Nur darum sieht man sich so häufig versucht, für ihre Wirkung — im Unbewußten — nach einem anderen Anlaß zu forschen. „Viele Laien", meint Bleuler, „kennen das Unbewußte so gut wie wir Ärzte." Gewiß, denn der Laie nennt „unbewußt", was im Bewußtsein nicht vom Wort getragen wird, und sein

Unterbewußtsein fällt — ebenso wie die „Tiefenpsychologie" Freuds — im wesentlichen mit dem zusammen, was wir als „Gefühlspsychologie" bezeichnen.

Die Frage wird dadurch noch verwickelter, daß — hier fällt wieder ein zwischen verschiedenen seelischen „Elementen" errichteter Grenzwall — gar nicht selten auch intellektuelle Vorgänge ohne sprachliche Formung erlebt werden, daß wir also neben dem anschaulichen Teil unseres Denkens, der sich in Vorstellungen und Worten abspielt, noch einen unanschaulichen, weder von sonstigen Erinnerungsbildern noch von der Sprache getragenen Teil anerkennen müssen. Gerade stark gefühlsbetonte Gedanken werden besonders häufig nicht in Worte gekleidet. Denken Sie an gewisse erotische Wünsche oder an unfreundliche oder kritische Gedanken etwa, die sich einem jungen Menschen gegen seine Eltern, gegen die Religion und dergleichen aufdrängen, an die erste aufdämmernde Erkenntnis eines Gatten, daß seine Ehe ein Irrtum war usf. In allen diesen Fällen wird die Klarheit und Bestimmtheit, die das — auch nur gedachte — Wort einer Sache verleiht, oft unwillkürlich vermieden, und psychologisch ungeschulte Menschen sind dann hinterher unter Umständen ehrlich überzeugt, diese ihnen peinlichen Gedanken gar nicht gedacht zu haben. Wollte man aber sagen, sie hätten sie bloß „gefühlt", so wäre auch das nur halb richtig. Das Gefühl spielt bei dem Vorgang gewiß eine sehr große Rolle, aber in seinem Mittelpunkt steht doch ein gedanklicher Inhalt.

Und nun wollen wir unsere Frage wieder aufnehmen. Wie steht es jetzt mit dem Versuch einer Rationalisierung des Unbewußten? Wir begegneten ihm früher, als von „unbewußten Schlüssen" beim räumlichen Sehen die Rede war, und hatten es damals leicht, ihn als unnötig und undurchführbar zurückzuweisen. Hier liegen die Dinge unzweifelhaft anders und schwieriger.

Daß der Mensch häufig später nicht weiß, was er früher gedacht hat, ist ebenso unbestritten wie daß er noch häufiger nicht feststellen kann, weshalb bei ihm gerade diese und nicht andere Gedanken aus dem Unbewußten auftauchen. Vermag ein Mensch nun aber auch zu denken, ohne es (sc. während des Denkens) zu wissen? Kann er ohne Bewußtsein Schlüsse ziehen und Überlegungen anstellen?

Noch einmal sei betont, daß uns keine Definition des Psychischen hindern dürfte, diesen Tatbestand anzuerkennen, wenn er sich nachweisen ließe. Ist es also wahr oder nicht, daß sich in unser Bewußtsein gelegentlich Ergebnisse einführen, die mit Notwendigkeit auf ein Nachdenken schließen lassen und die doch durch ein bewußtes Denken sicher nicht zustande gekommen sind?

Es ist das große Verdienst von Freud, dessen Anerkennung den meisten von uns nur durch die Auswüchse und Übertreibungen seiner Lehre erschwert worden ist, immer wieder auf die Tatsachen hingewiesen zu haben, die zu dieser Annahme zu drängen scheinen. Es sieht zweifellos sehr oft so aus, als ob ein Mensch über etwas nachgedacht hätte, während er selbst mit Bestimmtheit behauptet oder gar mit voller Überzeugung glaubt, nicht darüber oder daran gedacht zu haben.

Hier beginnt die eigentliche Meinungsverschiedenheit zwischen diesen Anhängern der Lehre vom Unterbewußtsein und mir. Die Voraussetzung gebe ich zu; was ich bestreite, ist der Schluß: also hat der Mensch wirklich nicht gedacht. Wir vergessen das meiste, was wir erleben, und Dinge, an die wir nicht gern denken, noch schneller als andere[1]); unsere Triebe drängen uns Wünsche auf, die wir logisch nicht begründen können, und gegen die sich unser Verstand und unsere Moral wehren; wir begehen Torheiten, deren wir uns schämen, und wir denken Dinge, die uns peinlich sind. Alles das spielt sich im Bewußtsein ab, wird jedoch häufig sprachlich nicht formuliert und um so schneller vergessen, so daß nur wenige Menschen über diese Seite ihrer inneren Erlebnisse auch nur annähernd Auskunft zu geben vermögen.

Aber ich gehe noch weiter; auch daß es Stufen der Bewußtheit gibt, daß jeder Gedanke nicht nur vom Für und Wider durchkreuzt und von Gefühlen getragen, sondern zugleich von unklaren Nebenvorstellungen, von verschwommenen Wahrnehmungen sowohl wie von kurz aufblitzenden Einfällen umrankt wird, daß somit nicht alle seelischen Vorgänge den gleichen Grad von Deutlichkeit erreichen, und daß man das alte Bild von dem Blickpunkt und dem Blickfelde des Bewußtseins auch in Zukunft wird beibehalten müssen, auch dies gebe ich zu. Wir alle kennen ja das Erlebnis, daß sich ein Gedanke erst allmählich formt, aus einem mehr nebelhaften Ahnen sich mehr und mehr zur Klarheit entfaltet. Ja zuweilen sieht es so aus, als ob eine Erinnerung, ein Name z. B., gleichviel ob von uns gerufen oder spontan, über die Bewußtseinsschwelle treten wollte, die

---

[1]) Diese Tatsache der „Verdrängung" ist z. B. auch Strindberg bekannt gewesen. Er läßt den Helden im „Wetterleuchten" sagen: „Übrigens war die Begegnung so aufregend für mich, daß ich sie ganz vergessen habe."

sich dann plötzlich wieder zurückzieht[1]), — ähnlich wie uns Traumerinnerungen nach dem Erwachen zwischen den Händen zerrinnen. Das Erlebnis zeigt, daß die Deutlichkeit eines Gedankens wirklich, wie Herbart wollte, auf den Nullpunkt sinken kann. Aber daß Gedanken unterhalb dieses Nullpunktes fortleben, daß sie hier — im Unbewußten — weiter gesponnen werden, das folgt auch aus solchen Beobachtungen nicht. Wo wir eine Behauptung dieser Art oder eine eigene Beobachtung, die sie zunächst zu rechtfertigen schien, kritisch verfolgen, stellt sich regelmäßig heraus, daß der beiseite gedrängte Gedanke — man denke an ängstliche Vorstellungen etwa, die wir durch geistige oder körperliche Arbeit zu bekämpfen versuchen — immer noch irgendwie bewußt oder aber wenigstens durch die von ihm ausgelöste Stimmung noch wirksam geblieben war. Richtig ist lediglich eines: daß nämlich der Einfluß, den ein Gedanke auf das Gemütsleben und damit auch auf den Körper ausübt, dem Grad seiner eigenen Bewußtheit nicht immer entspricht, und daß auch dunkel Bewußtes gewisse Affekte wie Zorn oder Angst z. B. zu unterhalten vermag[2]). Gedanken, die nur flüchtig durch das Bewußtsein gegangen waren und die eine klare Formulierung, geschweige denn eine logische Begründung dabei gar nicht erfahren hatten, können die stärksten Wirkungen hinterlassen, wenn sie nur hin-

[1]) Nicht ganz selten wird dieses Erlebnis übrigens durch eine Geruchswahrnehmung ausgelöst, und wir haben dann, obwohl wir die Erinnerung garnicht kennen lernen, doch den bestimmten Eindruck, daß sie plastische Gestalt angenommen haben würde, wenn nur der Geruch ein wenig länger gedauert hätte. — Das Erlebnis zeigt zugleich, daß man der Mannigfaltigkeit der Bewußtseinsvorgänge mit den Begriffen: „Wahrnehmungen", „Vorstellungen", „Gedanken" wenigstens dann nicht gerecht wird, wenn man unter Gedanken stets sprachlich formulierte Gedanken versteht.

[2]) Wir kommen bei Besprechung der pathologischen Suggestibilität darauf zurück.

reichend gefühlsbetont waren. Aber gedacht mußten sie sein — und so spielt sich nach unserer Auffassung vieles noch innerhalb des Bewußtseins, wenn auch nur an der Peripherie des Gesichtsfeldes, ab, was nach anderen gar nicht mehr bewußt auftreten soll[1]).

Das ist es, was Freud und die meisten seiner Anhänger bestreiten, — nur Bleuler[2]) hat mir neuerdings bestätigt, daß auch er an eine „**absolute** Bewußtlosigkeit psychischer Vorgänge" nicht glaubt. Freud selbst sieht in dem Bewußtsein nur einen kleinen Ausschnitt aus dem gesamten psychischen Geschehen, einen Ausschnitt, der für sich nicht verstanden werden könne, der ein verzerrtes Bild von der menschlichen Seele geben müsse, solange wir ihn nicht durch die unbewußten Reihen ergänzten, die den Schlüssel für dieses Verständnis enthielten. Wer aber diesen Schlüssel besäße, der begegne psychologischen Rätseln nicht mehr; Widersprüche auf seelischem Gebiet kämen in Wahrheit nicht vor, denn bei tieferer Einsicht stelle sich auch das scheinbar Absurde als sinnvoll, zweckmäßig und als notwendig heraus.

Kein Mensch wird nach dieser Lehre mit dem Leben so, wie es ist, fertig; jeder Tag hinterläßt einen Rest

---

[1]) Vgl. Fechner (S. 74, Anm.): „Und so ist nichts, was wir als unbewußtes Wirken in uns bezeichnen, ganz ohne Bewußtsein; es geht nur im allgemeinen Bewußtsein auf, ohne daß wir es darin unterscheiden, bestimmt dieses aber mit; und je mehr unbewußtes Wirken es in uns gibt, desto mehr Bewußtes muß da sein, worin es aufgehen kann. Das Unbewußte ist etwas vom allgemeinen Bewußtsein Verschlungenes, das aber dessen Haltung und Gestaltung wesentlich mitbestimmt.'

[2]) Bleuler legt freilich der Frage: „ob das, was wir" (d. h. Bleuler selbst und seine Anhänger) „unbewußt nennen, noch ein wenig bewußt sei oder nicht", gar kein Gewicht bei. Er wird mir aber doch mein Bedürfnis nach begrifflicher Klarheit lassen und vielleicht auch das zugeben müssen, daß eine solche Klarheit manches schwerwiegende Mißverständnis verhindern und aufklären könnte.

enttäuschter Hoffnungen und nicht gelöster Konflikte, die ins Unbewußte verdrängt werden. Nicht bloß die Neurosen und manche Psychosen entstünden durch diese Verdrängung unlustbetonter, nach Freud stets das Geschlechtliche betreffender Erinnerungen ins Unbewußte; auch beim Gesunden seien in den Erlebnissen des Traumes sowie im Versprechen, Verschreiben, Vergessen des Tages stets unerfüllbare erotische Wünsche, nicht abreagierte Unlustaffekte, kurz tausend Motive erkennbar, von denen das Bewußtsein unmittelbar nichts mehr erfährt. Selbst im Schlaf ist eine eigene Instanz, die „Zensur", eifrig bemüht, daß verdrängte Gedanken nicht ohne Verhüllung als Traumbilder erscheinen; sie werden entstellt und verändert, Unwesentliches wird geträumt, das als Verkleidung für das eigentlich Wichtige dient. Alle diese Schleier zu lüften ist einzig die Psychoanalyse berufen. Nur sie kann in den unzähligen Verhüllungen — das können Schmerzen, Krampfanfälle, Sinnestäuschungen und Wahnideen, es können scheinbar sinnlose Träume und schließlich können es auch harmlos aussehende Äußerungen und Handlungen sein —, in den wunderlichen „Symbolen", in denen allein sich das Unbewußte nach außen zu zeigen beliebt, die Wahrheit — eigentlich immer dieselbe, das Sexuelle betreffende Wahrheit — erkennen.

Es ist nicht ganz leicht, dieser sich überaus dogmatisch gebärdenden Lehre gerecht zu werden. Damit, daß man die grotesken Übertreibungen, die ungeheure Überschätzung geschlechtlicher Motive, die kabbalistische Mystik und die rabulistische Spitzfindigkeit eines großen Teiles dieser Veröffentlichungen lächerlich macht, ist es nicht getan. Auch wer alle Lehrsätze der Freudschen Schule ablehnt, wird das nicht leugnen dürfen, daß sie als Sauerteig gewirkt hat, und daß selbst ihre erbittertsten Gegner (zu denen Freud mich sicher auch rechnen würde) viel mehr durch sie beeinflußt worden sind, als aus gelegentlichen grundsätzlichen Bemerkungen geschlossen werden könnte. Die Psychologie des Alltagslebens, die Lehre vom Versprechen und von der Verdrängung sind — wenn auch in stark gemilderter (Freud würde wohl sagen, verwässerter) Form — längst Allgemeingut geworden, und so wird man heute von dem eigentlichen absurden Dogma mit seinem naiven Anspruch auf Unfehlbarkeit gewisse Denkgewohnheiten unterscheiden müssen, die — zuerst übrigens nicht von Freud, sondern von Janet eingeführt — durch die psychoanalytische Schule propagiert und lediglich infolge dieser Propaganda von den meisten Fachgenossen angenommen worden sind.

Aber das Unbewußte gehört dazu nicht. Alles was an „Freudschen Mechanismen" Anerkennung verdient, läßt sich ohne diese Hypothese erklären. Daß Gefühle fortwirken, auch wenn ihr intellektueller Anlaß vergessen ist, und daß sie sich dann mit anderen Bewußtseinsinhalten verkuppeln, die zufällig mit ihnen zusammengetroffen waren, das ist im Grunde nicht wunderbarer als die Geheimnisse des Gedächtnisses, des Vergessens und der Verknüpfung seelischer Inhalte überhaupt. Und wenn im Versprechen z. B. Vorstellungen und Absichten deutlich werden, die wir eigentlich unterdrücken wollten — ich darf Sie an die freilich maßlos übertriebenen Entgleisungen erinnern, die Wagner dem Mime in der letzten Unterhaltung mit Siegfried in den Mund legt —, so besteht doch gewiß kein Anlaß, den „verdrängten" Gedanken nun erst unbewußt werden zu lassen, ehe er wirkt. Und das gilt, wie gesagt, ganz allgemein. Wo wir — ich kann das heute natürlich nicht durchführen —

eine bestimmte Behauptung der psychoanalytischen Schule kritisch beleuchten, da erweist sie sich entweder als unbewiesen und zumeist als absurd oder, wenn sie es nicht ist, läßt sie sich ohne die Einführung des Unterbewußtseins erklären.

Für uns Ärzte ist dieser ganze Fragenkomplex während des Krieges angesichts der zahlreichen Kriegshysteriker wieder aktuell geworden. Organisch gesunde Menschen erkrankten unter dem Eindruck der Kriegserlebnisse an Zittern oder an Lähmungen, sie wurden blind oder taub, sie verloren ihr Gedächtnis und schienen schwachsinnig zu sein. Auf einfachem suggestiven Wege konnten wir sie heilen, und wer bis dahin krank geblieben war, wurde in der Nacht vom 8. zum 9. November 1918 gesund. So gab es gegen Ende des Krieges eigentlich nur zwei sich bekämpfende Auffassungen: die eine erklärte alle diese Soldaten nicht für krank, sondern für Simulanten, die andere aber glaubte ohne die Annahme unbewußter seelischer Vorgänge auch hier nicht auskommen zu können. Das Unterbewußtsein wollte den Schützengraben vermeiden, das Unterbewußtsein eine Rente erzwingen; das Bewußtsein selbst sollte von diesen Wünschen nichts wissen.

Nun haben diese Kriegserfahrungen zwar einen Hauptteil der Freudschen Lehren, daß nämlich schlechthin alle Neurosen durch verdrängte erotische Wünsche erzeugt würden, in einem ganz ungeheuren Maßstabe ad absurdum geführt. Ebenso sicher aber — die Ehrlichkeit erfordert das zuzugeben — wäre die Auffassung der Kriegshysterie, die sich schließlich bei fast allen Fachgenossen durchgesetzt hat, ohne Freud nicht möglich gewesen. Und doch: auf das Unterbewußtsein kann auch diese Auffassung verzichten.

Das zu beweisen, scheint mir gerade am Schlusse meiner heutigen Ausführungen deshalb reizvoll, weil hier — bei der Erörterung der im Felde entstandenen Neurosen — gewöhnlich die beiden Probleme zusammengeworfen werden, in die sich mein Thema gabelt, und die wir während der ganzen bisherigen Auseinandersetzungen möglichst scharf voneinander zu trennen versucht haben. Das eine betrifft die Frage, ob sich im Bewußtsein des Menschen irgendwelche Anhaltpunkte für die Annahme eines Unterbewußtseins, eines unbewußten psychischen Geschehens auffinden lassen; das andere aber, das wir schon in verschiedenen Abtönungen kennengelernt und erörtert haben, ist das Problem: Körper und Geist.

Hier nimmt es die besondere Färbung an, inwiefern aus gewissen seelischen Voraussetzungen körperliche Störungen wie Krampf, Zittern, Lähmung hervorgehen können. Es ist richtig, daß sich diese Frage befriedigend nicht beantworten läßt; übersehen wird gewöhnlich nur das, daß sich diese Unmöglichkeit schon angesichts der einfachsten Willkürbewegung des Gesunden herausstellt. Über den Umsatz seelischer Erlebnisse in körperliche Leistungen wissen wir nichts, aber gerade die Erfahrungen, die hier, auf dem Gebiete der pathologisch verstärkten Suggestibilität, für die Tätigkeit eines Unterbewußtseins herangezogen zu werden pflegen, scheinen mir mit Sicherheit das Gegenteil zu erweisen. Wenn die motorische Rinde des Menschen anscheinend ohne Zutun des Bewußtseins in oder außer Funktion gesetzt wird, so könnte man dafür allein vielleicht noch eine Unterseele verantwortlich machen, die hinter den Kulissen die Hebel stellt und dem Oberbewußtsein die

Gründe nicht sagt; wenn aber auch automatische Akte und Reflexe, wenn auch Vorgänge, die kein bewußter Wille irgendwie zu lenken vermag, wie die Menstruation, die Tätigkeit des Magens u. dgl., suggestiv beeinflußt werden, so versagt diese Hypothese vollkommen. Das Unterbewußtsein mag beschließen, einen Arm nicht mehr heben oder ihn zittern zu lassen; das Problem, wie aus einer gefühlsbetonten Erwartung rein körperliche Störungen auch außerhalb des der Willkür unterliegenden motorischen Apparates zustande kommen, wird durch diese Vertagung nicht ins Unbewußte an sich — das Physische ist natürlich immer unbewußt —, sondern in ein psychisch-Unbewußtes nicht im geringsten gefördert.

Somit kann die Frage, ob bei der Entstehung der Kriegsneurosen (und der hysterischen Symptome überhaupt) das Unterbewußtsein eine Rolle spielt oder nicht, lediglich auf Grund der psychologischen Analyse selbst beantwortet werden. Diese scheint mir nun allerdings die Auffassung, daß alle hysterischen Kranken im Krieg und im Frieden einfach Simulanten waren oder sind[1]), in keiner Weise zu stützen. v. Strümpell, der die Krankheitserscheinungen der Unfallsneurotiker schon lange ganz richtig auf Begehrungsvorstellungen zurückgeführt hat, ist es wohl nie in den Sinn gekommen, sie deshalb für gesund und nicht für krank zu erklären. Aber aus dem einen folgt nicht das andere: wer die Simulation ablehnt, braucht sich deshalb nicht zum Unterbewußtsein zu bekennen. Viele haben es auch wohl nur deshalb getan, weil sich so scheinbar die einzige Möglichkeit ergab, Tausende deutscher Soldaten frei von jedem Makel zu lassen. Nun ist es hier gewiß besonders nötig,

[1]) Daß es viele gibt und noch viel mehr während des Krieges gegeben hat, ist freilich nicht zweifelhaft.

alle moralische Entrüstung zu vermeiden; aber sie ist auch überflüssig, wenn wir nur das einsehen, daß es Krankheiten auch des Willens gibt, und daß da, wo die nervöse Widerstandskraft gebrochen, der Wille also schwach geworden ist, die Frage: gesund oder krank überhaupt nicht auf ein schroffes aut-aut gestellt werden darf. Das menschliche Seelenleben zeigt keine so durchsichtige Struktur, daß man bei jedem Widerspruch gleich von Lüge und Verstellung, von böser Absicht und schuldhaftem Nichtwollen sprechen dürfte. Vielen Hysterikern ist es garnicht eingefallen, ihre Gefühle, Stimmungen und Auffassungen, ihre Bewegungs- und Empfindungsstörungen zu „simulieren“; sie glitten in sie durch Gewöhnung hinein und fanden sich aus eigener Kraft nicht in die Gesundheit zurück. Aber darum hat in irgendeinem Winkel ihres Bewußtseins doch immer noch der Gedanke gewohnt, daß das Kranksein Vorteile, und daß die Gesundung Gefahren bedinge.

Man wird in dieser Hinsicht m. E. den kranken Menschen nicht verstehen können, ehe man nicht manche Illusionen über den Gesunden begraben hat. Daß es auch bei ihm neben dem — man möchte fast sagen: offiziellen — eingestandenen Bewußtsein noch ein anderes gibt, das aus Luftschlössern, aus Wachträumen und Wünschen besteht, von denen man nicht spricht, ja an die sonst klar und praktisch denkende Menschen an den meisten Stunden des Tages auch wirklich nicht denken, das sieht freilich jeder, und Bleuler brauchte der Sache nur einen Namen zu geben, um sofort überall verstanden zu werden. Aber daß dieses „autistische“ Denken nicht bloß als „Phantasiespiel“ gewisse Ruhezeiten erfüllt, daß es sich immer wieder in „logische“ Erwägungen und in

„nüchterne“ Entschließungen hineindrängt, daß es für die Gestaltung einer Persönlichkeit somit eine gar nicht hoch genug einzuschätzende Bedeutung besitzt, das ist sehr viel schwerer einzusehen und — zuzugeben. Es gibt sicher nicht sehr viele Gesunde, die sich über alle Strömungen ihrer Seele volle Rechenschaft ablegen, sich, um es trivial auszudrücken, über ihre eigentlichen Gründe und Absichten gar nichts mehr vormachen. Nur der echte Dichter zeigt zuweilen sein wahres inneres Wesen, und es ist sehr charakteristisch, daß auch er dazu nicht nur der Verkleidung in fremde Gestalten überhaupt, sondern häufig der Zerlegung seines Ichs in zwei getrennte Personen bedarf. Daß Goethe sowohl den Werther wie den Wilhelm Meister lebenswahr gestalten konnte, erklärt sich aus den Wandlungen seiner Persönlichkeit einfach; daß er jedoch, um auch nur die gegenwärtigen Strebungen seines Bewußtseins klar und vollkommen wahrhaft herauszustellen, Faust und Mephisto[1]) erschaffen mußte, das beweist nicht bloß die ungeheure Mannigfaltigkeit, sondern auch den unversöhnlichen Widerstreit seines eigenen Ich.

Und dieser Widerstreit, dieser Dualismus besteht allüberall; selbst an scheinbar einfachen und durchsichtigen Naturen läßt sich zeigen, wie man dieselbe Sache mit seinem Verstand ablehnen und mit seinem Gefühl doch glauben, denselben Menschen aus eingestandenen Gründen bewundern und aus nicht eingestandenen hassen, das-

[1]) Sehr charakteristisch ist übrigens auch, daß Mephisto, der uns im ersten Teil der Tragödie so ganz als Mensch von Fleisch und Blut entgegentritt, neben dem alten, ausgeglichenen Goethe-Faust immer blasser und schemenhafter wird. Die Triebe sind still geworden, der Kampf hat ausgetobt, der Dualismus ist beseitigt.

selbe Ereignis mit dem einen Teil seines Ich fürchten, mit dem anderen herbeisehnen kann. Den Verwicklungen aber und Widersprüchen, die so entstehen, wird Ibsens Wort von den „Lebenslügen" — Fontane sagt „Hilfskonstruktionen" — sicher besser gerecht als die Lehre vom Unterbewußtsein; ja selbst unsere „Stimme des Gewissens", das „Daimonion" des Sokrates oder auf der anderen Seite der böse Geist des Märchens, der dem Menschen schlechte Ratschläge „zuraunt" oder ihm verbotene Wünsche „eingibt", kommen der Wahrheit viel näher. Wenn alles, was in der Tiefe des Bewußtseins lebt, wirklich durchaus unbewußt bliebe, wieso wirken dann ganz ehrliche Selbstbekenntnisse[1]) und sehr lebenswahre Dramen so erschütternd auf uns? Sie zerren Dinge an das Tageslicht, die man herkömmlicherweise vor sich und anderen verschweigt, die deshalb aber noch lange nicht unbewußt sind. „Bisweilen scheint es", schreibt Schopenhauer, „daß wir etwas zugleich wollen und nicht wollen und demgemäß über dieselbe Begebenheit uns zugleich freuen und betrüben." Das ließe die Annahme des Unterbewußtseins immer noch zu, aber Ibsen, der in einem ganz ähnlichen Zusammenhange von „zwei Arten Willen im Menschen" spricht, läßt seine Rebekka[2]) auch über den zweiten (schlechten) Willen

---

[1]) Sie sind übrigens sehr selten. Die meisten feiner empfindenden Menschen verhindert ein natürliches Schamgefühl, sich seelisch ganz nackt zu zeigen. Daher auch unser instinktives Mißtrauen gegen die, die, wie J. J. Rousseau, scheinbar auch die letzten Hüllen fallen lassen; wir fürchten dann, daß das nicht der Wahrheit, sondern der Wirkung wegen, nicht aus Ehrlichkeit, sondern aus Koketterie geschieht.

[2]) Vgl. Ibsen, „Rosmersholm" III. Akt, letzte Szene: „Und dann gibt es doch auch, sollte ich meinen, zwei Arten Willen in einem Menschen. Ich wollte Beate weghaben! Auf irgend eine Art. Aber ich glaubte doch nicht, es würde jemals dahin kommen. Bei jedem Schritt,

ausführlich berichten. Trotzdem wird sie bis dahin auch sich selbst gewöhnlich nur den einen — den guten — Willen eingestanden haben. Wieder — genau wie bei den Kranken auch — werden die Wirkungen nach außen erst so möglich. Wer hat nicht innerhalb und außerhalb des Gerichtssaales Menschen mit einem subjektiv durchaus ehrlichen Affekt Vorwürfe zurückweisen sehen, die sich schließlich doch als begründet herausstellten? Ausdrücke wie „Lüge" und „Heuchelei" sind auch hier ganz unangebracht oder jedenfalls viel zu grob. Wer vor Gericht trotz bestehender Schuld in überzeugender Weise seine Unschuld beteuert, tut nichts anderes als ein guter Schauspieler, der an einem bestimmten Abend auch nicht Moissi, sondern Hamlet ist. Daß er deshalb den Moissi vergessen, sein eigentliches Ich ganz verdrängt hat, glaube ich nicht; auf die Stichworte und den Beifall achtet nicht Hamlet, sondern der Künstler. Dabei sind das alles noch durchsichtige und einfache Fälle; den Tatbestand in den verwickelten und feinsten auch nur anzudeuten, reicht die Sprache, oder wenigstens die meine, nicht aus.

Mit der Vertagung des Problems ins Unbewußte aber wird auch hier garnichts erreicht. Gerade wer das Unterbewußtsein zu rationalisieren versucht, wird ja doch weiter fragen müssen, wie denn nun all die Widersprüche, die sich im bewußten Seelenleben nicht lösen lassen, hier zustande kommen und gelöst werden, und wenn er uns nicht psychoanalytische Märchen erzählen will, wird er wieder dabei enden, daß die Rationalisierung Unsinn

---

den es mich reizte vorwärtszuwagen, war es mir, als schrie etwas in mir: Nun nicht weiter! Keinen Schritt mehr! — Und doch konnte ich es nicht lassen. Ich mußte noch ein winziges Spürchen weiter. Und dann noch eins — und immer noch eins. — Und so ist es geschehen. — Auf diese Weise geht so etwas vor sich".

ist, und daß bei allen menschlichen Überzeugungen und Entschlüssen in letzter Linie nicht logische Erwägungen, sondern unberechenbare Schwankungen der Gefühle den Ausschlag geben. So kommt ja Freud zu dem Schluß: das Unbewußte sei amoralisch. Nach unserer Auffassung verdient das Bewußtsein diese Ehrenrettung nicht; die Widersprüche, die sich auch in ethischer Beziehung bei jeder einigermaßen komplizierten Persönlichkeit finden, müssen innerhalb des bewußten Seelenlebens gesucht werden[1]). Nur pflegen wir bestimmte Seiten in dem Buch unseres Inneren sehr ungern nachzulesen, und es gehört viel Selbsterkenntnis dazu, um einzusehen, daß sie doch geschrieben sind. Freud sagt übrigens selbst: „daß niemand Lust habe, sein eigenes Unbewußtes kennenzulernen." Damit ist doch eigentlich schon zugegeben, daß man es kennenlernen könnte, wenn man nur wollte, daß es also doch nicht ganz unbewußt ist.

Zudem scheint mir, als wenn wir nicht bloß im Verkehr mit Unfall- und Kriegshysterikern, sondern auch im täglichen Leben unseren Urteilen und Handlungen die hier entwickelten Ansichten ziemlich alle zugrunde legten. Man braucht nicht sehr mißtrauisch zu sein, um mit mehr oder minder Humor[2]) Ehrgeiz, Eitelkeit und Eigennutz, Liebe und Haß, Eifersucht, Mißtrauen und Neid hinter Überzeugungen und Handlungen zu erblicken,

[1]) Vgl. Hamlet III. 1. „Ich bin selbst leidlich tugendhaft; dennoch könnte ich mich solcher Dinge anklagen, daß es besser wäre, meine Mutter hätte mich nicht geboren."

[2]) Es ist übrigens garnicht notwendig, daß man auf diese Weise zum Menschenverächter wird. Ohne alle diese Unterströmungen wäre die menschliche Psyche sehr langweilig — die adäquateste Darstellung des Engels in Menschengestalt bleibt immer eine gewisse Art kitschigen Öldrucks —, und ein Mensch ohne innere Kämpfe wäre auch ethisch nicht wertvoll.

die nach innen und außen mit den schönsten Gründen verbrämt werden. Alles das wissen wir, und nur wenn wir in wissenschaftlichen Arbeiten psychologische oder psychopathologische Fragen behandeln, dann wissen wir es scheinbar nicht, weil sich diese Erfahrungen in die gebräuchlichen Lehrformeln nicht einfangen lassen. Wir haben früher pathologische Lügner und andere Psychopathen der „Amnesie“ wegen für bewußtseinsgetrübte Epileptiker gehalten, obwohl die Erinnerung immer erst dann schwand, wenn den Kranken ihr Geld ausgegangen und sie bei Hochstapeleien ertappt worden waren; und wir verlegen heute die Denkarbeit gewisser hysterischer Schwindler, die Weiß als Schwarz bezeichnen und zu den Ergebnissen jeder Rechenaufgabe eins hinzufügen, trotz der Absichtlichkeit ihres Benehmens ins Unbewußte, genau so wie wir einen hysterischen Anfall, einen Weinkrampf u. dgl. so lange aus dem Unbewußten entstehen lassen, bis der Patient einmal ausnahmsweise zugibt, bei ihrer Entstehung „mitgeholfen“ zu haben. Wir werden das immer wieder tun müssen, wenn wir nur die grobe Alternative krank oder schlecht, simuliert oder pathologisch kennen. Darüber, daß die Dinge verwickelter liegen, sind wir ja aber einig. Warum wollen wir die Verwickelung im Unbewußten und nicht im Bewußtsein suchen?

Die Lehre vom Unterbewußtsein auch in der Form, wie sie die Freudsche Schule vertritt, war eine freilich notwendige Phase in der psychologischen Entwicklung. Sie wird m. E. überwunden durch die Erkenntnis, daß diese angeblich unbewußten Vorgänge zwar nur dunkel, aber immerhin doch noch bewußt auftreten, daß der Mensch sie nur — mit oder ohne sein Zutun — vergißt oder auch vor sich und anderen verschweigt.

Mit dem Unterbewußtsein aber fällt auch die Rationalisierung. Auch dieser neue Versuch, die Geheimnisse der menschlichen Seele, die Entstehung des Bewußtseins, den Zusammenhang alles psychischen Geschehens und die Beziehungen zwischen Körper und Geist rational aufzuklären, ist gescheitert. Das Bewußtsein bietet Rätsel genug, die durch unklare Hypothesen nur verworrener werden. Das Unterbewußtsein hat sich nirgends nachweisen lassen, aber es bleibt das Unbewußte als das, was wir nicht wissen.

„Das schönste Glück des denkenden Menschen ist es, das Erforschliche erforscht zu haben und das Unerforschliche ruhig zu verehren", hat Goethe einmal gesagt.

Literatur.

Behaghel: Bewußtes und Unbewußtes im dichterischen Schaffen. Rektoratsrede, Gießen 1906.

H. Driesch: Leib und Seele. 2. Auflage, Leipzig, Emanuel Reinicke 1920.

E. Bleuler: Physisch und Psychisch in der Pathologie, Berlin, Julius Springer 1916.

— Zur Kritik des Unbewußten. Zeitschrift für die gesamte Neurologie und Psychiatrie, 53. Band, 1920, S. 97.

— Über unbewußtes psychisches Geschehen. Ebenda, 64. Band, S. 122.

O. Bumke: Über unbewußtes psychisches Geschehen. Zeitschrift für die gesamte Neurologie und Psychiatrie, 56. Band, 1920, S. 142.

— Über unbewußtes und psychisches Geschehen. Zeitschrift für die gesamte Neurologie und Psychiatrie, 66. Band, 1921, S. 343.

— Neuere Methoden in der Psychologie. Vorträge über Psychologie. Herausgegeben von C. Adam. Jena, Fischer 1921.

— Psychologische Vorlesungen. Wiesbaden, Bergmann 1919.

G. Th. Fechner: Zend—Avesta. Leipzig, Inselverlag 1919.

W. Hellpach: Unbewußtes oder Wechselwirkung. Zeitschrift für Psychologie und Physiologie der Sinnesorgane. I Abteilung, 48. Band, 1908.

R. Hoenigswald: Die Grundlagen der Denkpsychologie. Ernst Reinhardt, München 1921.

F. B. Hofmann, Die physiologischen Grundlagen der Bewußtseinsvorgänge. Die Naturwissenschaften 1921, Heft 10.

M. Isserlin: Die psychologische Methode Freud's. Zeitschrift für die gesamte Neurologie und Psychiatrie, 1. Band, 1910, S. 52.

O. Kohnstamm: Das Unterbewußtsein und die Methode der hypnotischen Selbstbesinnung. Journal für Psychiatrie und Neurologie, 23. Band, Erg. Heft 1.

E. Kretschmer: Zur Kritik des Unbewußten. Zeitschrift für die gesamte Neurologie und Psychiatrie, 46 Band, Heft 4—5.

— Seele und Bewußtsein, Kritisches zur Verständigung mit Bleuler. Zeitschrift für die gesamte Neurologie und Psychiatrie, 53. Band, 1920, S. 97.

J. v. Kries: Uber die materiellen Grundlagen der Bewußtseinserscheinungen. Tübingen und Leipzig. Mohr 1901.

A. Kronfeld: Das Wesen der psychiatrischen Erkenntnis. Berlin, Julius Springer 1920.

S. Rickert: Psychophysische Kausalität und psychophysischer Parallelismus. Philosophische Abhandlungen. Festschrift für Sigwart, Tübingen, Mohr 1900.

W. Windelband: Die Hypothese des Unbewußten. Sitzungsbericht der Heidelberger Akademie der Wissenschaften. Heidelberg 1914, Heinrich Winter.

— Einleitung in die Philosophie. Tübingen, Mohr 1914.

GPSR Compliance

The European Union's (EU) General Product Safety Regulation (GPSR) is a set of rules that requires consumer products to be safe and our obligations to ensure this.

If you have any concerns about our products, you can contact us on ProductSafety@springernature.com

In case Publisher is established outside the EU, the EU authorized representative is:

Springer Nature Customer Service Center GmbH
Europaplatz 3
69115 Heidelberg, Germany

Batch number: 10844655

Printed by Printforce, the Netherlands